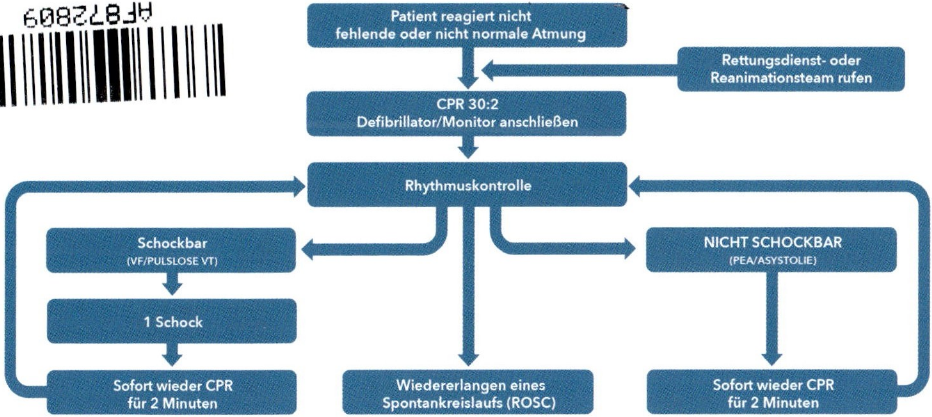


**Hochwertige Thoraxkompressionen und**

- Sauerstoffgabe
- Kapnografie
- Kontinuierliche Thoraxkompressionen, wenn der Atemweg gesichert ist
- Minimale Unterbrechungen der Thoraxkompressionen
- IV- oder IO-Zugang
- Adrenalin alle 3-5 Minuten
- Amiodaron nach 3 Defibrillationsversuchen
- Erkennen und Behandeln reversibler Ursachen

**Erkennen und Behandeln reversibler Ursachen**

- Hypoxie
- Hypovolämie
- Hypo-/Hyperkalämie metabolisch
- Hypo-/Hyperthermie
- Herzbeuteltamponade
- Intoxikation
- Thrombose, koronar oder pulmonal
- Spannungspneumothorax

**Erwäge Sonographie zum Erkennen reversibler Ursachen einzusetzen**

**Erwäge**

- Koronarangiografie und PCI
- Mechanische Reanimation für Transport/Therapie
- Extrakorporale CPR

**Nach ROSC**

- Nach ABCDE vorgehen
- Zielwert $SpO_2$ 94-98% und normaler $PaCO_2$
- 12-Kanal-EKG
- Erkennen und Behandeln der Ursache
- Targeted temperature management

# Erweiterte Reanimationsmaßnahme beim Kind

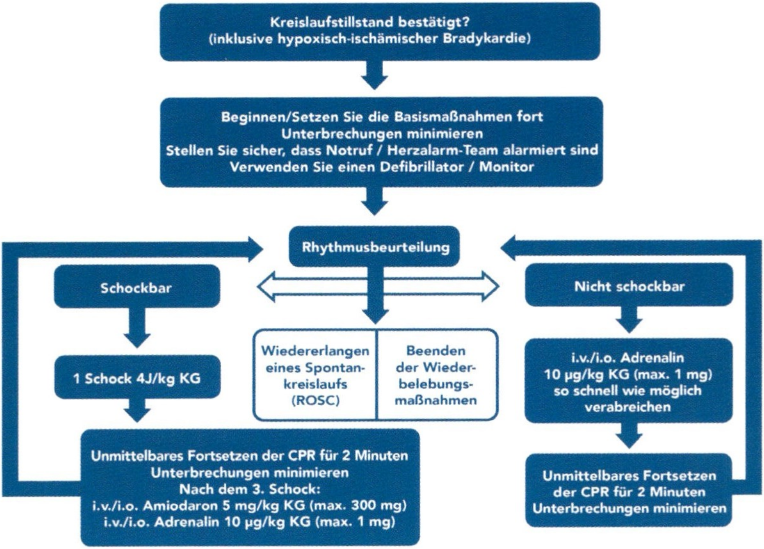


**Während der CPR**
- Stellen Sie eine qualitativ hochwertige CPR sicher: Frequenz, Tiefe, Entlastung
- Verwenden Sie die Beutel-Maske-Beatmung mit 100% Sauerstoff (2-Helfer-Technik mit Doppel-C-Griff)
- Vermeiden Sie eine Hyperventilation
- Gefäßzugang (intravenös, intraossär)
- Sobald begonnen, geben Sie Adrenalin alle 3–5 Minuten
- Spülen Sie nach jeder Gabe mit NaCl 0,9% nach
- Wiederholen Sie Amiodaron 5 mg/kg KG (max. 150 mg) nach dem 5. Schock
- Erwägen Sie eine Atemwegssicherung und Kapnographie (wenn erfahren)
- Verwenden Sie kontinuierliche Thoraxkompressionen, wenn ein Endotrachealtubus platziert ist. Beatmungsfrequenz: 25 (Säuglinge) – 20 (1–8 Jahre) – 15 (8–12 Jahre) oder 10 (>12 Jahre) pro Minute
- Erwägen Sie eine stufenweise Steigerung der Energiedosis (bis max. 8 J/kg KG – max. 360 Joule) bei refraktärem VF/pVT (≥ 6 Schocks)

**Behandeln Sie reversible Ursachen**

- Hypoxie
- Hypovolämie
- Hyper-/Hypokaliämie, -kalzämie, -magnesiämie; Hypoglykämie
- Hypo- /Hyperthermie

- Herzbeuteltamponade
- Intoxikation
- Thromboembolie (koronar oder pulmonal)
- Spannungspneumothorax

**Adaptieren Sie den Algorithmus an spezielle Situationen (z.B. Trauma, eCPR)**

**Sofort nach ROSC**
- ABCDE-Schema
- Kontrollierte Oxygenierung ($SpO_2$ 94–98%) & Ventilation (Normokapnie)
- Vermeiden Sie eine arterielle Hypotension
- Behandeln Sie vorangegangene Ursachen

## Reversible Reanimationsursachen – Die 4 Hs und HITS

(Nach Reanimationsleitlinie)

| Reversible Ursache | Möglicher Grund | To Do |
|---|---|---|
| Hypoxie | Atemwegsverlegung | Atemwege frei machen<br>$O_2$ Gabe und ggf. Beatmung |
| Hypovolämie | Wunde<br>Starkes Schwitzen | Blutverlust stoppen<br>Forcierte Volumentherapie |
| Hypo-/Hyperkaliämie<br>Metabolische Ursache | Durchfall/Erbrechen<br>Medikamente<br>Nebennierenerkrankung | Kalium ausgleichen<br>Kalium nach Intrazellulär verschieben<br>Dialyse |
| Hypothermie<br>Hyperthermie | Unterkühlung<br>Fieber | Wärmemanagement |

| Reversible Ursache | Möglicher Grund | To Do |
|---|---|---|
| Herzbeuteltamponade | Trauma | Entlastungspunktion |
| Intoxikation | Drogenmissbrauch<br>Schmerzpflaster | Ggf. Antidot verwenden<br>Eliminationsverfahren |
| Thromboembolisches Ereignis | Koronarthrombose<br>Lungenarterienembolie | Koronarangiographie<br>Thrombolyse |
| Spannungspneumo-thorax | Trauma | Direkte Entlastungspunktion<br>Anschließend Thoraxdrainage |

**Hausinterne Reanimationsnummer:**

## Ersteinschätzung von Notfallpatienten

### Airway

**Frage: Atmung vorhanden? Atemwege frei?**

- Esmarch durchgeführt?!!!
- Patient abgesaugt?
- Tubus (Wendl/Guedel) eingeführt?
- Bei Trauma: Stiffneck angelegt?

### Breathing

**Frage: Gute Belüftung?**

- Auskultiert? Atemfrequenz?
- Oberkörper hochgelagert?
- $O_2$-Therapie begonnen?
- Über Ursachen (Pneumothorax?) nachgedacht?
- Gestaute Halsvenen?

### Circulation

**Frage: Kreislaufsituation?**

- Kreislaufsituation erfasst (RR, HF, Recap)?
- Lagerung angepasst?
- Großlumigen Zugang gelegt?
- Äußere Blutung gestoppt?
- Beckenschlinge angelegt?

### Disability

**Frage: Neurologisches Defizit?**

- Blutzucker gemessen?
- GCS? Pupillen?
- Medikamente kontrolliert?
- BE-FAST-Test?

### Exposure

**Frage: Was ist noch wichtig?**

- Bodycheck bei entkleidetem Patienten durchgeführt?
- Körpertemperatur? Wärmemanagement?
- SAMPLER? OPQRST?
- Weitere Diagnostik (12-Kanal, Urin, Labor u.a.)?

Empfehlungen zu Krankheits- und Zustandsbildern im Rettungsdienst:
https://www.bv-aelrd.de/pluginfile.php/47/mod_resource/content/0/Pyramide-II-AG-3-ABCDE-Schema.pdf

# HWS-Stabilisierung

Anlage immer abhängig von Patient, Vorerkrankungen, Adhärenz und Unfallmechanismus

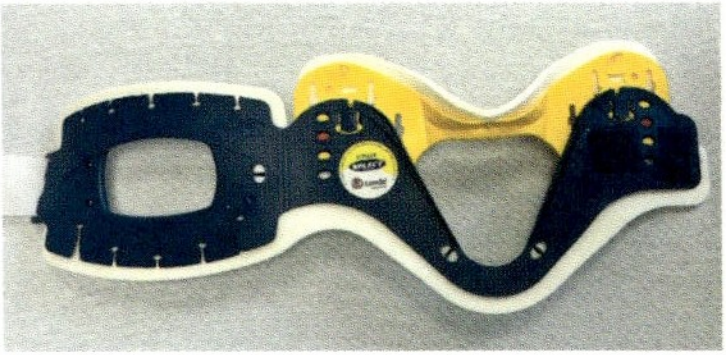

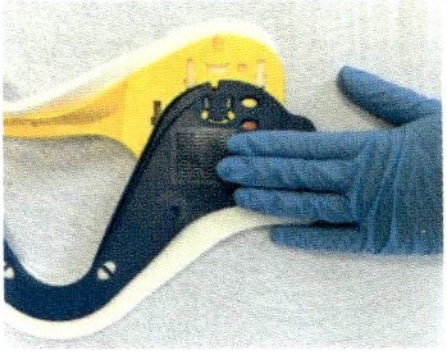

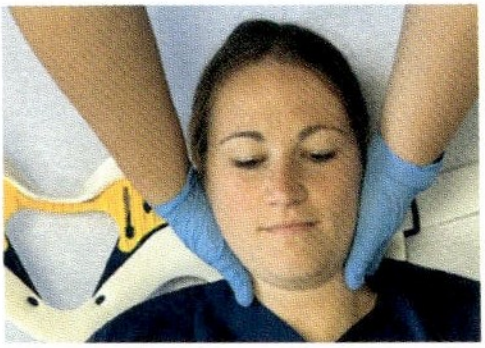

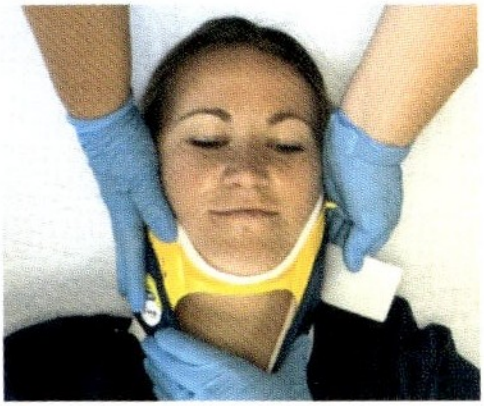

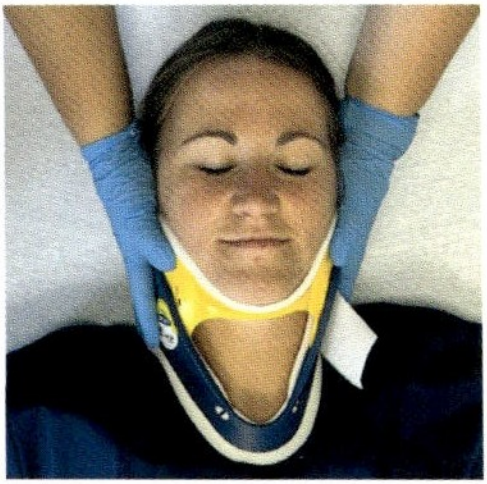

**Wichtige Information zu Zervikalstützen**

- Stabilisiert nur HWK 1-5 sicher, sollte daher immer in Kombination mit vollständiger Wirbelsäulenimmobilisierung erfolgen
- Immobilsierung und Stabilisierung, insbesondere bei V.a. Frakturen
- **Vorteil:** Schutz vor einer N. Phrenicus Parese und Eintreten des Dens axis in die Medulla oblongata
- Entscheidungshilfen zur Indikationsstellung einer Immobilisierung mittels Zervikalstütze:
  - National-Emergency-X-Radiography-Utilization-Study (NEXUS)-Kriterien
  - Canadian C-Spine Rule
- **Nachteil:** kann zur Erhöhung des Intracraniellen Druckes führen

# Intubation in der Notaufnahme

## Vorbereitung Material

**Kenne deine Arbeitsumgebung!**

Geschultes Personal und gute Kommunikation des Vorgehens (schwieriger Atemweg?)

Funktionierendes Monitoring?

**Intubationsmaterial:**

- Endotrachealtubus (ET) mit Führungsstab Gr. ________
- Laryngoskop mit Spatel
- Blockerspritze (10 ml)
- Tubusfixierung
- Stethoskop
- Absaugbereitschaft
- Medikamente nach Anordnung vorbereitet

**Rückfallebene vorbereiten:**

- ggf. Videolaryngoskop
- Intubationshilfen
- Ein ET größer und kleiner der geplanten Größe bereitlegen

## Patient

Richtige Vorbereitung der Patienten

Patientengeschichte bekannt?

Präoxygenierung mit dicht sitzender Gesichtsmaske

- 100 % Sauerstoff
- > 10 l /min $O_2$
- mind. 3-4 Minuten
- Beatmungsbeutel mit Demandventil oder $O_2$-Reservoir

Bei Apnoe Oxygenierung alternativ 15 l/min trockener Sauerstoff über eine Standard-Nasenbrille.
(Ziel: Einströmen von Sauerstoff mit hohem Partialdruck zum Auswaschen von $CO_2$ aus den Alveolen.)

> Bei Patienten mit Aspirationsgefahr erfolgt eine Rapid-Sequence Induction and Intubation (RSI).
> Dabei entfällt die Beatmung nach der Gabe des Hypnotikums.
>
> Beispielgruppen sind Patienten mit...
> - Akutes Abdomen
> - Erbrechen
> - Notfall (nicht nüchtern)
> - Schwangerschaft
> - Z.n. bariatrischem Eingriff
> - Starker Adipositas

## Komplikation

**Hilfe rufen!**

**Hausinterne Nummer:** ________

Erschwerte Intubation ≥ zwei Versuche

➜ Abbruch des Intubationsversuches

No Flow Time geringhalten

Oxygenierung und Ventilation hat oberste Priorität!

- Erneute Beutel/Maskenbeatmung, wenn diese gut durchführbar ist
- Nutzen von oro- oder nasopharyngealen Tuben
- Verwendung Larynxmaske / Larynxtubus / I-Gel Maske o.Ä.
  - Achtung Cuffdruck!

Last Choice:

- Chirurgischer Atemweg

S1 Leitlinie Atemwegsmanagement 2023 – publiziert bei AMWF online:
https://register.awmf.org/assets/guidelines/001-028l_S1_Atemwegsmanagement_2023-09.pdf

# Kurzinformation Non-invasive Beatmung (NIV)

Non-invasive Beatmung bzw. NIV ist eine Atemunterstützung oder Beatmung ohne Verwendung eines invasiven Beatmungszuganges. Sie ist kein Ersatz für eine notwendige invasive Beatmung.

B

## Indikation:

- Oxygenierungsstörungen
- Akut exacerbierte COPD
- Weaning bei Patienten mit COPD
- Akute respiratorische Insuffizienz
  - Hyperkapnisch / hypoxämisch
  - Bei kardialem Lungenödem
- Milde respiratorische Azidose

## Kontraindikationen

*Absolut:*

- Fehlende Spontanatmung
- Schnappatmung
- Fixierte oder funktionelle Verlegung der Atemwege
- Gastrointestinale Blutung
- Ileus
- Nicht hyperkapnisch bedingtes Koma

*Relativ:*

Abhängig von Erfahrung des Benhandlungsteams Intubationsbereitschaft zwingend notwendig, sofortige Intubationsmöglichkeit muss sichergestellt sein.

- Hyperkapnisch bedingtes Koma
- Massive Agitation
- Schwergradige Hypoxämie oder Azidose ($pH < 7{,}1$)
- Hämodynamische Instabilität (kardiogener Schock, Myokardinfarkt)
- Z.n. OP im oberen Gastrointestinaltrakt

S2 Leitlinie Nichtinvasive Beatmung als Therapie der akuten respiratorischen Insuffizienz, publiziert bei AWMF online. https://register.awmf.org/assets/guidelines/020-004l_Nichtinvasive-Beatmung-Therapie-akute-respiratorische-Insuffizienz_2024-01.pdf

Effekte der NIV

| Vitalparameter / Organsystem | Auswirkung |
|---|---|
| Dyspnoe und Atemfrequenz | Nimmt ab |
| Vigilanz | Stetige Verbesserung |
| Ventilation und und $paCO_2$ | Nimmt ab |
| pH | Steigt an |
| Herzfrequenz | Nimmt ab |
| Oxygenierung | Zunahme von $SaO_2 \geq 85\,\%$ |

Durchführung:

- Patienten über das Vorhaben aufklären und informieren
- Kontinuierliches Monitoring
- Wahl der richtigen Maskengröße (Dekubitusgefahr bei längerer Tragedauer)
- Panik/Angst der Patienten beachten
  - Information wie die Maske selbst entfernt werden könnte
  - ggf. Maske vorhalten, bevor sie fixiert wird
- Zeit nehmen, Vertrauen schaffen, enge Kommunikation mit Patienten
- Halbsitzende Position
- Bestmögliche Synchronisierung zwischen Spontanatmung der Patienten und dem Ventilator
- ggf. leichte Sedierung

Patienten beobachten, in unruhigen Phasen nicht alleine lassen
Patientenklingel ist obligat!

**Berechnung des Gasvorrates der Sauerstofflasche:**
Größe der $O_2$ Flasche * aktueller Druck in mbar = Sauerstoffmenge in Liter
Beispiel: volle 2-Liter Flasche mit 200 mbar ➜ 2*200 = 400 (Liter $O_2$)

**Berechnung der pneumatischen Betriebszeit mit Respirator:**
(Gasvorrat : Atemminutenvolumen) * (100 % : $FiO_2$) = Dauer in Minuten
Beispiel: 400 Liter $O_2$ : 10 l/min * 100 % : 50 % = 40 min * 2 = 80 min

# Eigene Notizen

(z.B. hausinterne Standardeinstellung für NIV-Beatmung)

# Eigene Notizen

# 12-Kanal-EKG

Elektrokardiogramm, welches mit 10 Elektroden insgesamt 12 Herz-Ableitungen im selben Zeitabschnitt erfassen/darstellen kann.

- Sechs Extremitätenableitungen nach Einthoven (I/II/III) und Goldberger (aVR, aVL, aVF)
- Sechs Brustwandableitungen nach Wilson (V1-V6)

Indikation:

- Akute typische oder atypische ACS-Symptome
- Unklare Synkopen
- Oberbauchschmerzen
- Übelkeit bei Diabetikern
- Plötzlicher Schmerz zwischen den Schulterblättern (hier auch RR beidseits erfassen)
- Bei neuen thorakalen Schmerzepisoden oder Änderung des klinischen Zustandes

→ **Achtung bei „Stummen Infarkten" ohne Schmerzäußerung. Insbesondere Diabetiker und ältere Patienten können betroffen sein**

- Wiederholung 6-12 h nach Erstereignis
- 30-60 min nach percutaner / operativer Koronar-Intervention
- 90-120 min nach Beginn einer Fibrinolysetherapie

Bei Beschwerden soll das 12-Kanal-EKG spätestens 10 Minuten nach Erstkontakt im Krankenhaus oder im RTW geschrieben und ausgewertet werden.

**Tipp: Ein EKG ist eine nicht invasive Diagnostik. Es tut nicht weh. Bist du dir nicht sicher, dann schreib eins!**

Extremitäten-Ableitungen werden dem Ampelprinzip nach an die Extremitäten geklebt
Arm rechts: Rot
Arm links: Gelb
Bein links: Grün
Bein rechts: Schwarz

Brustwandableitungen werden wie folgt positioniert und nach links fortlaufend geklebt

V1 (oft rot) 4. Intercostalraum (ICR) parasternal rechts
V2 (oft gelb) 4. ICR parasternal links
V4 (oft braun) 5. ICR auf Höhe der Medioklavikularlinie
V3 (oft grün) zwischen V2 und V4 auf der 5. Rippe
V5 (oft schwarz) auf der 5. Rippe auf Höhe der vorderen Axillarlinie
V6 (oft lila) auf der 5. Rippe auf Höhe der mittleren Axillarlinie

Bei speziellen Fragestellungen können weitere Ableitungen z.B. Rechtsherzableitungen oder Posteriore Ableitungen geklebt werden.

Normales EKG:

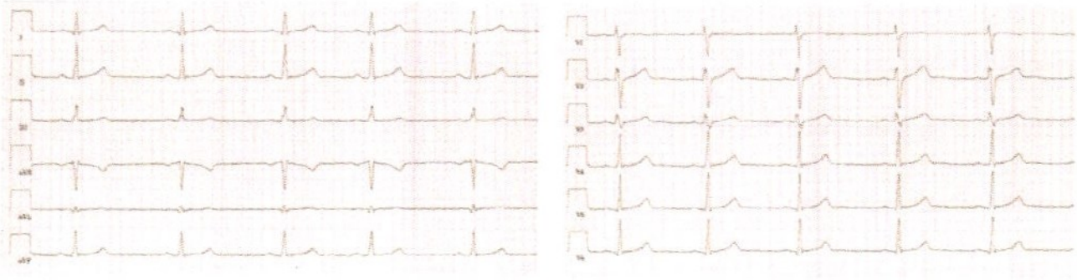

## Beurteilung eines EKGs

1. Ist **elektrische Aktivität** vorhanden?
2. Wie ist die ventrikuläre (QRS)-**Frequenz**?
3. Ist der QRS-Komplex **schmal oder breit**?
4. Ist der QRS-Rhythmus **regelmäßig oder unregelmäßig**?
5. Ist **Vorhofaktivität** (P-Wellen) vorhanden?
6. Stehen Vorhof und Kammer miteinander in **Beziehung**?
7. (Ischämiezeichen? Schenkelblock (V1)?; Lagetyp (I,II,III)?)

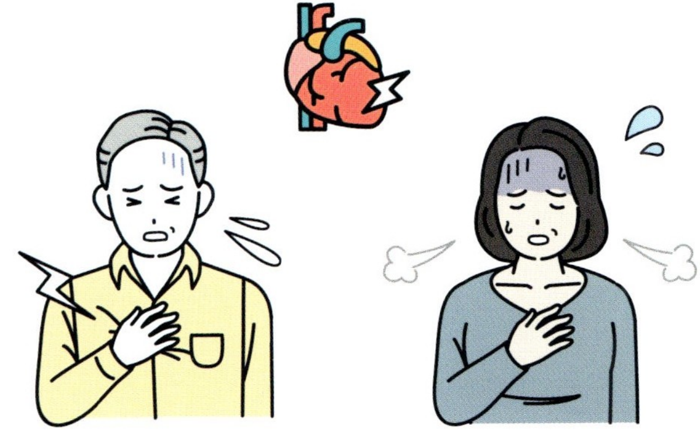

| mögl. Symptome Herzinfarkt Mann |
|---|
| Beklemmungs- und Angstgefühl |
| Atemnot |
| Kaltschweißigkeit |
| Schmerzen im Rücken, Schulter und Unterkiefer<br>Ausstrahlung der Schmerzen in den linken Arm<br>Stechender Schmerz im linken Brustbereich und retrosternal<br>Schmerzen im Oberbauch<br>Übelkeit und Erbrechen |
| Schwindel und Bewusstlosigkeit |
| Blasse Haut |

| mögl. Symptome Herzinfarkt Frau |
|---|
| Beklemmungs- und Angstgefühl |
| Atemnot |
| Kaltschweißigkeit |
| Schmerzen in Rücken, Kiefer und Halswirbel<br>Schmerzen in Brust und Arm<br>Schmerzen im Oberbauch<br>Übelkeit und Erbrechen |
| Müdigkeit oder Benommenheit |
| Atemnot bei geringer Belastung |
| Blasse Haut |

**ACHTUNG! Symptome sind oft unspezifisch und werden daher schnell übersehen oder nicht erkannt.**

# Das akute Koronarsyndrom (ACS)

Das ACS umfasst den Myokardinfarkt (STEMI und NSTEMI) und eine instabile Angina pectoris

STEMI: Anstieg von Troponin und persistierender ST-Streckenhebungsinfarkt mit Hebung (> 20 min)

NSTEMI: Anstieg von Troponin ohne persistierende ST-Streckenhebung

**Klinische Präsentation:**

- Asymptomatisch, wenig Symptome
- Zunehmende Brustschmerzen oder AP-Beschwerden
- Anhaltende AP-Beschwerden
- kardiogener Schock / Akute Herzinsuffizienz
- Herzstillstand

**Komplikationen:**

- Akuter Herzkreislaufstillstand (siehe Reanimationsalgorithmus)

➜ Zu jeder Zeit Reanimationsbereitschaft erhalten

**STEMI Kriterien:**

Typische ACS-Symptomatik und

- Hebung am J-Punkt in mind. 2 benachbarten Ableitungen um ≥ 0,10 mV Sonderfall V2, V3
    - ≥ 0,25 mV bei Männern ≤ 40 J
    - ≥ 0,2 mV bei Männern ≥ 40 J
    - ≥ 0,15 mV bei Frauen
- Neu aufgetretener Linksschenkelblock oder Rechtsschenkelblock

Beispiel einer ST-Streckenhebung im EKG:

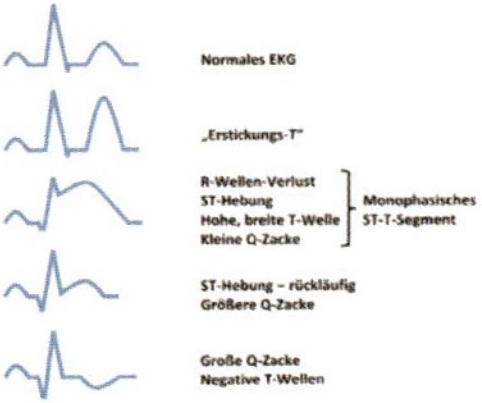


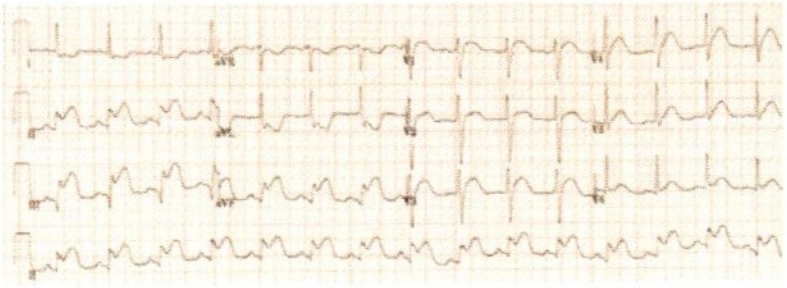

Leitlinie für das Management des akuten Koronarsyndroms:
https://leitlinien.dgk.org/files/18_2023_pocket_leitlinien_akutes_koronarsyndrom_acs.pdf
Buch: Innere Medizin 2023 veröffentlicht von Gerd Herold und Mitarbeitern

# Unterschiedliche Rhythmen im EKG

## AV-BLOCKIERUNG (BRADYKARDE HRST)

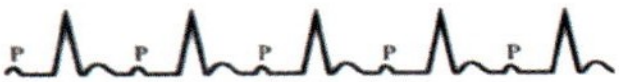

**Grad 1:** PQ Intervall > 0,2 sek

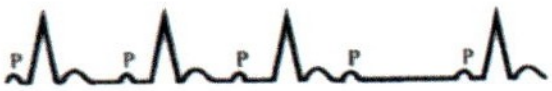

**Grad 2 Typ 1:** Allmähliche Zunahme des PQ Intervalls bis zum Ausfall einer Überleitung

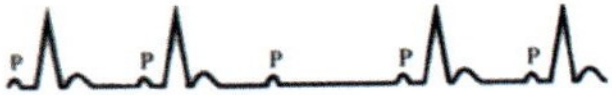

**Grad 2 Typ 2:** PQ Intervall normal oder konstant verlängert. Einigen P-Wellen folgt kein QRS-Komplex. Nur jeder 2./3./4. Vorhofimpuls wird zur Kammer übergeleitet

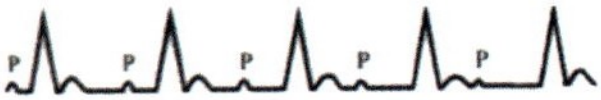

**Grad 3:** Totaler Block, Vorhöfe und Kammern schlagen unabhängig voneinander im Eigenrhythmus. QRS komplex meist verbreitert QRS-Frequenz < 60/min, keine Beziehung zw. P und QRS-Komplex

**Schrittmacherindikation** → **Notfall!**

## RECHTSSCHENKELBLOCK UND LINKSSCHENKELBLOCK

**Rechtsschenkelblock ( RSB ) in $V_1$**

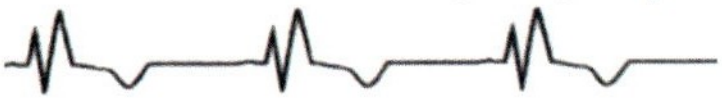

**Rechtsschenkelblock:**
QRS-Verbreiterung > 0,12 sek.; In III, aVF, V1, V2 M-förmige Aufsplitterung des QRS-Komplexes

**Linksschenkelblock ( LSB ) in $V_6$**

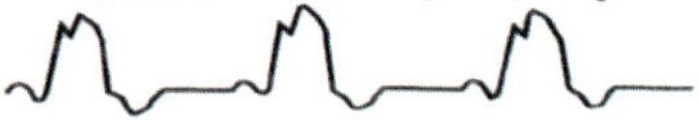

**Linksschenkelblock:**
QRS-Verbreiterung > 0,12 sek.; R in aVL, V5-6 breit und plump, S in V1 tief und breit

Buch: Innere Medizin 2023 veröffentlicht von Gerd Herold und Mitarbeitern

# TACHYKARDE HRST

## Supraventrikulär

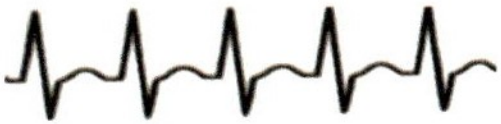

**Sinustachykardie**: HF > 100/min
**Paroxysmale SVT:**
HF 150-220/min,
P-Welle meist nicht abgrenzbar
Schmale QRS-Komplexe

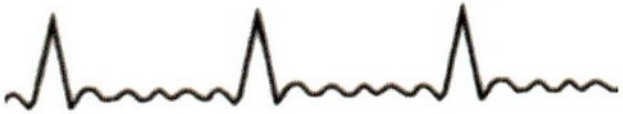

**Vorhofflattern:** Frequenz 250-300/min
Pathologische regelm. P-Welle,
Flatterwellen, QRS-Frequenz von
1:1-1:4 mgl.

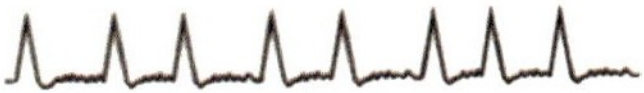

**Tachyarrhythmia absoluta**
keine P-Welle mehr
nur noch unregelmäßige isoelektrische Linie
Vorhoffrequenz 350-600/min,
QRS-Komplex unregelmäßig bis 200/min
Immer absolute Kammerarrhythmie

## Ventrikulär

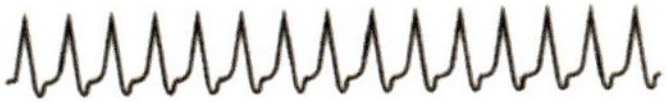

**Kammertachykardie:** QRS-Komplex verbreitert.
Frequenz > 100/min

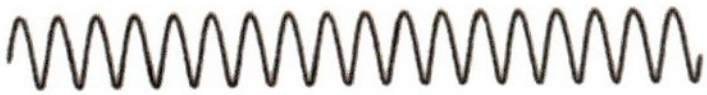

**Kammerflattern:** Frequenz 200-300/min,
regelmäßig, deformierte Komplexe,
ST und T nicht abgrenzbar, häufig
Übergang ins Kammerflimmern

**Kein Puls?** → **Reanimation**

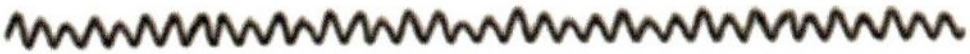

**Kammerflimmern:**
unregelmäßige, holprige und deformierte Kammerkomplexe (nicht mehr abgrenzbar).
Frequenz 250-600/min

Buch: Innere Medizin 2023 veröffentlicht von Gerd Herold und Mitarbeitern

## EXTRASYSTOLEN

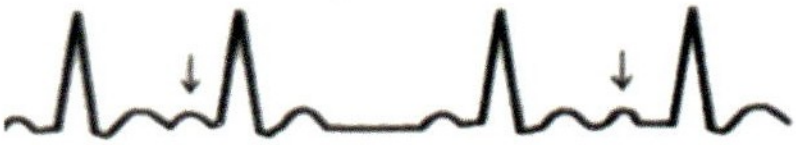

**Supraventrikulär:** aus dem Vorhof, P-Welle fällt zu früh ein, normaler QRS-Komplex keine kompensatorische Pause

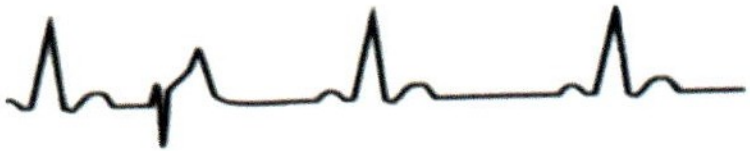

**Ventrikulär:** QRS ist schenkelblockartig deformiert > 0,12 sek, fällt vorzeitig ein häufig vollständige kompensatorische Pause

Schockformen:

Schock = klinisches Symptom für eine generalisierte, mangelhafte $O_2$-Versorgung von Gewebe

Symptomatik: meistens vermindertes HZV
regelmäßig durch eine Tachykardie und einen Blutdruckabfall begleitet
(negativer Schockindex)

Folge: Hypoxie im Gewebe führt zur Anlagerung von Laktat in den Geweben und Organen, es kann zu einem Multiorganversagen kommen.

| Schockform | Ursache |
|---|---|
| Hypovolämisch | **Volumenmangel**<br>a. Hämorrhagisch durch traumatische Verletzungen (Gefäße/Organe) oder Gastrointestinale Blutungen<br>b. Verlust von Wasser, E-Lyten oder Plasma durch Durchfall, Dehydratation, endokrine Fehlfunktion, Verbrennung |
| Kardiogen | **Pumpversagen des Herzens**<br>a. Herzinfarkt, LAE, ventrikuläre Tachykardie<br>b. Perikardtamponade / traumatische Herzverletzung<br>c. Spannungspneu |
| Distributiver Schock: Septisch | **Infektion (Bsp.: Urosepsis)** |
| Distributiver Schock: Anaphylaktisch | **Sofortreaktion des Körpers auf Allergisches Potenzial**<br>Schwerste Form der anaphylaktischen Reaktion |
| Distributiver Schock: Neurogen | **Ausfall neurogener Fuktionen**<br>z.B. Durchtrennung des Rückenmarks. Dadurch Störung der sympathischen Innervation der Gefäße und Vasodilatation sowie verminderter venöser Rückstrom zum Herzen |
| Toxisches Schocksyndrom | **Multiorganerkrankung durch bakterielle Toxine** |

**Schockindex > 1? Schock!**

$$\text{Schockindex} = \frac{\text{Herzfrequenz}}{\text{Systolischer Blutdruck}}$$

Buch: Innere Medizin 2023 veröffentlicht von Gerd Herold und Mitarbeitern

# Chirurgische Hilfsmittel

## Beckenschlinge

Schienung eines potenziell frakturierten Beckens, um einem großen Blutverlust vorzubeugen

Effektive Hilfe bei hämodynamischer Instabilität und instabilem Becken

Becken in anatomische Position bringen und mögl. Blutungsraum verringern/tamponieren

**Indikation:** V.a. Fraktur (Unfallmechanismus?)

**Kontraindikation:** isolierte Oberschenkelhalsfraktur

**Positionierung:** Auf Höhe des Trochanter major

**Tipp: 3-P-Regel vor Anlage beachten:**
Pocket (Taschen leer?), Penis (Glied nicht eingeklemmt), Pulse (Kontrolle pDMS nach Anlage)

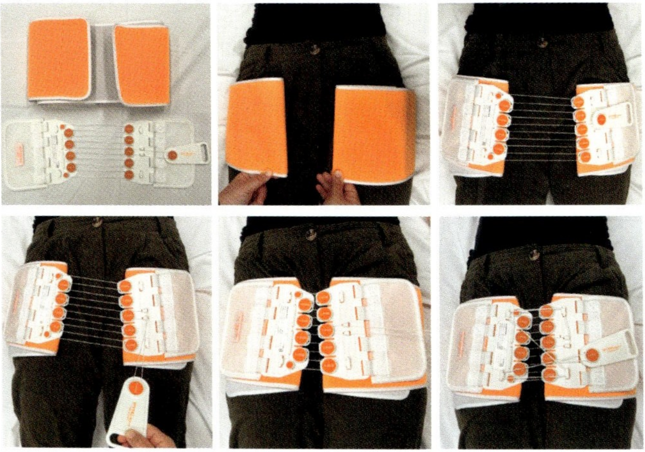

## Tourniquet

Ein Ein-Hand-Abbindesystem zur kurzfristigen Unterbrechung des Blutflusses in Notsituationen

Kann an allen Extremitäten angelegt werden

Anlagehöhe etwa eine Hand breit proximal der Wunde

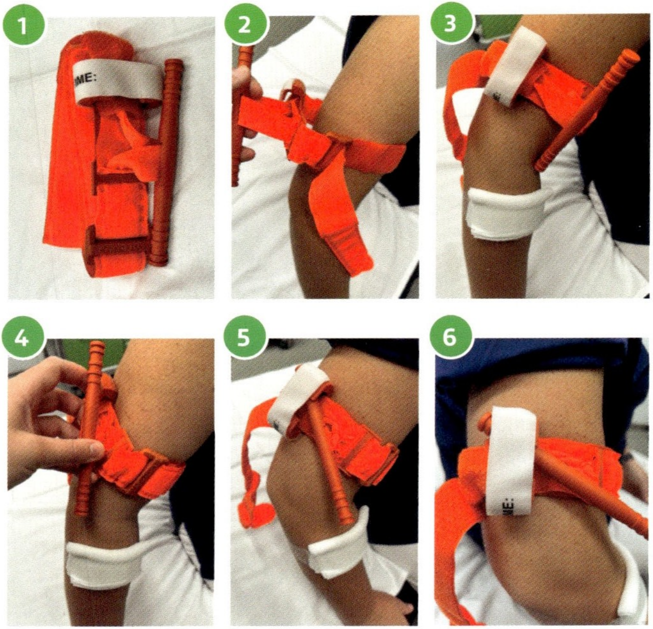


## Emergency Bandage

Schnelle, einfache Art des Druckverbandes

Besonderheit: mit Kunststoffschiene für einfachen Richtungswechsel und Druckaufbau

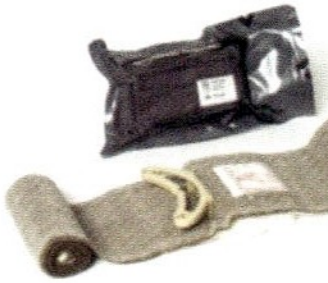

## Schlaganfall erkennen

Viele Abkürzungen, die der Rettungsdienst benutzt, verwenden wir im klinischen Alltag selten. Ein wichtiger Untersuchungsschritt ist jedoch die Abkürzung **BE-FAST**

Positive Ergebnisse in dem Test können Hinweis für ein intracerebrales Geschehen sein!

| | | | |
|---|---|---|---|
| **B** | 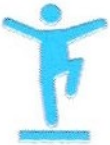 | **Balance** | Liegt eine Gleichgewichtsstörung vor? |
| **E** | 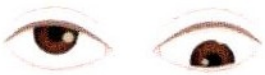 | **Eyes** | Liegt eine Sehstörung oder Sehverlust vor?<br>Pupillendifferenzen? |
| **F** | 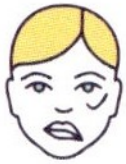 | **Face** | Zentrale Fazialisparese?<br>(Mimische Muskulatur überprüfen)<br>– Wangen aufblasen<br>– Zähne zeigen<br>– Lider schließen<br>– Stirn runzeln |
| **A** | 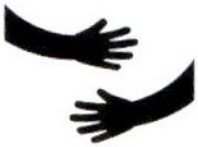 | **Arm** | Pronation im Armhalteversuch? |
| **S** | 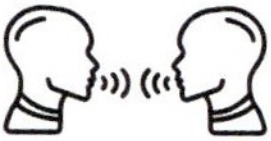 | **Speech** | Probleme einfache Sätze nachzusprechen?<br>(Dysarthrie, sensorische oder motorische Aphasie?) |
| **T** |  | **Time!** | Seit wann bestehen die Symptome?<br>*Lysezeitfenster?*<br>*Thrombektomiezeitfenster?* |

S2 Leitlinie Akuttherapie des ischämischen Schlaganfalls publiziert bei AWMF online: https://register.awmf.org/assets/guidelines/030-046l_S2e_Akuttherapie-des-ischaemischen-Schlaganfalls_2022-11-verlaengert.pdf
BE-FAST (Balance, Eyes, Face, Arm, Speech, Time): Reducing the Proportion of Strokes Missed Using the FAST Mnemonic DOI: 10.1161/STROKEAHA.116.015169

# Glasgow Coma Scale (GCS)

Ziel: Kommunikation über Bewusstsein und Schwere von Schädel-Hirn-Traumata vereinfachen
Mittels GCS lässt sich ein Trend in der Bewusstseinslage der Patienten darstellen

> Die GCS ist ein Bewertungsschema für Bewusstseins- und Hirnfunktionsstörungen nach einem Schädelhirntrauma

| SHT 1° | SHT 2° | SHT 3° |
| --- | --- | --- |
| 15-13 Pkt. | 12-9 Pkt. | 8-3 Pkt. |

| | | |
| --- | --- | --- |
| Augenreaktion (Augen öffnen…) | Spontan | 4 |
| | Auf Aufforderung | 3 |
| | Auf Schmerzreiz | 2 |
| | Keine | 1 |
| Beste verbale Reaktion | Orientiert | 5 |
| | Desorientiert | 4 |
| | Inadäquat | 3 |
| | Unverständliche Laute | 2 |
| | Keine | 1 |
| Beste motorische Reaktion | Spontan / auf Ansprache | 6 |
| | Gezielte Schmerzabwehr | 5 |
| | Ungezielte Schmerzabwehr | 4 |
| | Beugesynergismen | 3 |
| | Strecksynergismen | 2 |
| | Keine | 1 |

> Merkspruch in der Praxis: Ist der GCS > 9, kannst du dich freuen. Ist der GCS bei 8, hab Obacht. Ist der GCS < 7, solltest du einen Tubus schieben.

https://www.glasgowcomasacale.org/recordings-gcs/

# Fazialisparese

Definition: Lähmung des Gesichtsnervs N. facialis
Dieser Hirnnerv verarbeitet Impulse aus dem Hirn an unter Anderem wichtige Gesichtsmuskeln (z.B. Stirn, Wange, Mund).

Es gibt vielfältige Ursachen. Der Ort (im Gehirn oder peripher) der Ursache lässt sich durch einige Hinweise initial gut differenzieren.

| | Periphere Fazialisparese | Zentrale Fazialisparese |
|---|---|---|
| **Mögliche Ursache** | Idiopathisch (70 % Bell'sche Lähmung)<br>Traumatisch<br>Iatrogen (nach OP)<br>Tumorbedingt<br>Entzündlicher Prozess (z.B. Herpes zoster) | Schlaganfall<br>Hirnblutung<br>Intrakranielle Tumore |
| **Klinik** | Ipsilateraler Ausfall der mimischen Muskulatur | Kontralateraler Ausfall der mimischen Muskulatur |
| **Symptome** | Lähmung der Gesichtsmuskulatur<br>Stirn- und Lidschluss mit betroffen | Muskulatur der oberen Gesichtsmuskulatur meistens intakt (werden nur zu 2/3 von kontralateral innerviert): Stirnrunzeln und Lidschluss nicht eingeschränkt |
| **Begleitsymptome** | Beeinträchtigung von nicht-motorischen Fasern möglich: z.B. Veränderungen beim Geschmack oder Drüsenfunktion | Häufig in Verbindung mit anderen Symptomen zentraler Schädigung (Arm-/Beinparese, Sprachstörungen) |
| **Risikofaktoren** | Arterieller Hypertonus<br>Diabetes mellitus<br>Extremer Stress<br>Schwangerschaft | |

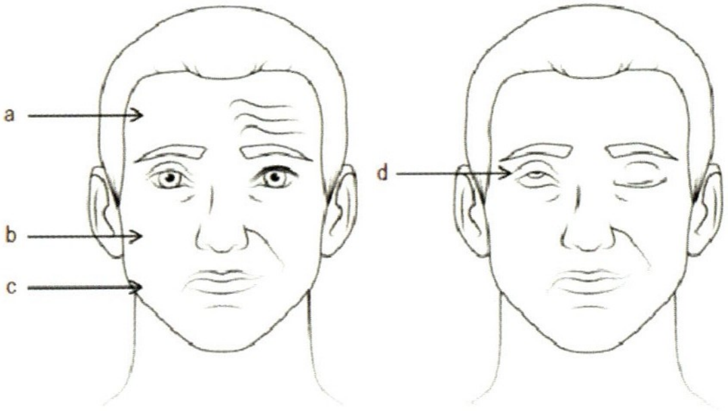


**Klinische Merkmale der peripheren Fazialisparese rechts:** a) verminderte Innervation der Stirn; b) verstrichene Nasolabialfalte; c) abgesenkter Mundwinkel; d) nach Aufforderung zum Augenschluss verminderter Lidschluss mit Bell'schem Phänomen

Heckmann JG, Urban PP, Pitz S, Guntinas-Lichius O, Gágyor I: The diagnosis and treatment of idiopathic facial paresis (Bell's palsy). Dtsch Arztebl Int 2019; 116: 692–702.
DOI: 10.3238/arztebl.2019.0692

# Schwindel

Schwindel ist keine Diagnose, sondern das Symptom unterschiedlichster Erkrankungen

Die Ursache lässt sich in vier schwindelassoziierte Syndrome einteilen

1. Zentrales vestibuläres Syndrom
2. Peripheres vestibuläres Syndrom
3. Funktionelles Syndrom (Symptome ohne organische Ursache)
4. Keine der oben genannten, sondern z.B.:
    a. Blutdruckregulationsstörungen
    b. Unerwünschte Wirkungen von Medikamenten
    c. Orthostatische Reaktionen

**Die zeitkritischste Ursache für Schwindel ist der akute Schlaganfall**

Bei Unsicherheiten: direkte Konsultation eines Neurologen! **TIME IS BRAIN**
Nummer AvD Neurologie: ___________

Dtsch Arztebl Int 2020; 117: 300-10. DOI: 10.3238/arztebl.2020.0300
SK2 Leitlinie Vestibuläre Funktionsstörungen publiziert bei AWMF online,
https://register.awmf.org/assets/guidelines/017-078l_S2k_Vestibulaere-Funktionsstoerungen_2021-05.pdf

| | Peripherer vestibulärer Schwindel (> 60 %) | Zentraler vestibulärer Schwindel (20 %-35 %) |
|---|---|---|
| **Ursprung** | Pathologie in Strukturen des Vestibularorganes | Pathologie in intrazerebralen Strukturen |
| **Mögliche Ursache** | Benigner paroxysmaler Lagerungsschwindel<br>Neuritis vestibularis<br>Morbus Menière<br>Chronische Otitis | Infarkt<br>– Hirnstamminfarkt (zerebrale Mikroangiopathie, Basilarisembolie) und Andere<br>– Kleinhirninfarkt<br>Vestibuläre Migräne<br>Intracerebrale Blutung<br>– z.B. in der Pons, im Cerebellum und Hirnstammstrukturen<br>Tumoren<br>– Hirnstamm oder Kleinhirnbrückenwinkel<br>Multiple Sklerose<br>Andere intrazerebrale Prozesse (z.B. Abszess, Infektionen, Metabolische Störungen, Traumata) |
| **Klinische Merkmale** | intensives Schwindelgefühl<br>– häufig mit starker Übelkeit und Erbrechen<br>– häufig kurze Drehschwindelattacken nach Richtungswechsel<br>*richtungsbestimmer* Lage- und Horizontalnystagmus<br>– Horizontalnystagmus nach Kopfschütteltest mit Frenzelbrille<br>– optische Fixation kann zu Nystagmushemmung führen<br>Assoziation mit cochleären Symptome (z.B. plötzliche einseitige und schmerzlose Hörminderung, Druck/Wattiges Gefühl im Ohr, Tinnitus) | mäßiges Schwindelgefühl<br>– meist unklarer Schwankschwindel<br>– gering ausgeprägte Übelkeit<br>– ausgeprägte Ataxie<br>*richtungswechselnder* Nystagmus<br>– vertikaler Nystagmus nach Kopfschütteltest mit Frenzelbrille<br>– fehlende Nystagmushemmung durch optische Fixation<br>Assoziation mit neurologischen Ausfällen (Dysarthrie, Dysphagie, Hirnnervensymptomatik, Doppelbilder, sensomotorische Störungen |

# Kopfschmerzen

Kopfschmerzen sind ein neurologisches Schmerzphänomen im Kopfbereich. Es kann sowohl Symptom als auch Diagnose sein.
Kopfschmerzen teilt man in **primäre** und **sekundäre** Kopfschmerzen ein.

| | Primärer Kopfschmerz | Sekundärer Kopfschmerz |
|---|---|---|
| | Schmerz ist das Hauptsymptom<br>Nicht lebensbedrohlich, aber sehr belastend | Schmerz ist Ausdruck einer anderen **ggf. lebensbedrohlichen Erkrankung** |
| **Einteilung/ Beispiele** | 1. Migräne<br>2. Spannungskopfschmerzen<br>3. Clusterkopfschmerz, andere trigeminoautonome Kopfschmerzen<br>4. Andere primäre Formen | 1. HWS-Trauma oder SHT<br>2. Vaskuläre Erkrankung<br>3. Substanzmittelgebrauch /-entzug<br>4. Infektionen (z.B. Meningitis)<br>5. Psychiatrische Störungen<br>6. Schmerzhafte Läsionen der kranialen oder fazialen Nerven |
| **Merkmale** | • Episodische Attacken (4-72 h)<br>• Pulsieren, pochend, meist einseitig<br>• Übelkeit und Erbrechen<br>• Licht- und Lärmempfindlichkeit<br>• Auraphänomene | **RED-FLAGS**<br>• Plötzlicher Donnerschlag-/ Vernichtungskopfschmerz<br>• Vigilanzstörungen<br>• Krampfanfall<br>• Seh-/Sprach/Sprechstörungen<br>• Erbrechen<br>• Meningismus |
| | **Erster Schritt:**<br>**Symptomorientierte Behandlung zum Beispiel der Schmerzen oder Übelkeit** | **Erster Schritt:**<br>**A/B/C/D/E Schema anwenden und Prioritätenorientierte vor symptomorientierter Behandlung** |

https://www.dmkg.de/files/dmkg.de/Empfehlungen/Leitlinie_Entspannungsverfahren%20und%20 verhaltenstherapeutische_Intervention.pdf
https://dgn.org/leitlinie/diagnostik-und-apparative-zusatzuntersuchungen-bei-kopfschmerzen

# Epilepsie

| Formen und Symptome | |
|---|---|
| **Generalisierte Anfallsformen** | **Fokale Anfälle** |
| Das gesamte Gehirn ist von der epileptischen Aktivität betroffen<br><br>Grand-Mal-Anfall<br>– Beginn ggf. mit Aura (Wahrnehmung eines Gefühls, Geruchs oder Lichtblitzen) oder Initialschrei<br>– Tonische Phase: steife und gestreckte Gliedmaßen, weite oder lichtstarre Pupillen<br>– Klonische Phase: unkontrollierte Zuckungen an Armen und Beinen. ggf. Harn- und Stuhlabgang oder Zungen- und Wangenbiss<br>– Terminalphase: nach wenigen Minuten hören die Zuckungen auf und es setzt eine postiktale Phase ein.<br><br>Petit-Mal-Anfall (Absencen)<br>– Kurze Bewusstseinsstörungen ohne Ohnmacht<br>– Diskrete motorische Phänomene wie kurze Muskelzuckungen, Verkrampfungen oder Tonusverlust | Die epileptische Aktivität liegt nur in einem bestimmten Areal des Gehirns.<br><br>Einfach fokale Anfälle<br>– ohne begleitende Bewusstseinsstörung<br>– Zuckungen, Parästhesien oder anderen Missempfindungen in der von dem betroffenen Hirnbezirk versorgten Körperregion<br><br>Komplex fokaler Anfall<br>– Nach einer Aura kommt es zur Bewusstseinseintrübung und Automatismen (z.B. Schmatzen, Nesteln, Kaubewegungen)<br><br>Jeder Fokaler Anfall kann durch Ausbreitung der epileptischen Aktivität generalisieren (Sekundär generalisierter Anfall).<br><br>Hinweise auf fokalen Ursprung kann der Anfallsbeginn geben. |
| **Status epilepticus**<br>Ein persistierender epileptischer Anfall oder eine Serie von nicht vollständig reversiblen epileptischen Anfällen. | |

S2 Leitlinie erster epileptischer Anfall und Epilepsien im Erwachsenenalter publiziert bei AWMF online: https://register.awmf.org/assets/guidelines/030-041l_S2k_Erster-epileptischer-Anfall-Epilepsien-Erwachsenenalter_2023-09.pdf

# Anaphylaktische Reaktion

**Anaphylaxie**
Akute Systemische Sofortreaktion, die potenziell lebensbedrohlich sein kann

**Schweregradskala zur Klassifikation von anaphylaktischen Reaktionen**

Grad 1 ➜ Juckreiz, Flush, Angioödem, Urtikaria
Grad 2 ➜ plus Übelkeit, Krämpfe, Dyspnoe, Heiserkeit, Tachykardie Anstieg > 20/min, Hypotension Abfall > 20 mmHg systol., Arrhythmien
Grad 3 ➜ plus Larynxödem, Bronchospasmus, Zyanose, Schock
Grad 4 ➜ plus Atem- und Kreislaufstillstand

**Das wichtigste Medikament in der Akuttherapie bei Anaphylaxie ≥ Grad 2**
**Adrenalin (Epinephrin)**

**Therapieempfehlungen:**
Allergen beseiten
Erste schnelle Untersuchung, um Grad der Bedrohlichkeit und das Leitsymptom der Anaphylaxie zu identifizieren
Symptomorientierte Lagerung, $O_2$ Gabe, Monitoring

**Grad 1:** Dimetinden i.v. und Kortikosteroid i.v.
Dann erst weiterführende Basisuntersuchung

**Grad 2/3:** Adrenalin 0,5 mg i.m. und mind. 1000 ml Vollelektrolytlösung anschließend Behandlung wie Grad 1

Schwellung obere Atemwege (Rachen/Larynx):
Adrenalin vernebeln

Schwellung untere Atemwege (bronchiale Obstruktion):
Salbutamol vernebeln

**ABSOLUTER NOTFALL Anaphylaktischer Schock: 10-50 µg Adrenalin i.v. titriert**

**Grad 4:** Kardiopulmonale Reanimation!

S2 Leotlinie Akuttherapie anaphylaktischer Reaktionen publiziert bei AWMF online:
https://register.awmf.org/assets/guidelines/061-025l_S2k_Akuttherapie-Management-Anaphylaxie_2021-10.pdf

## SAM Splint

Aluminiumpolsterschiene zur Immobilisierung von Extremitätenverletzungen

Knicken verhärtet den Blechstreifen in der Mitte

Kontraindikationen sind nicht bekannt

Achtung bei offen liegenden Knochenfragmenten

Limitiert durch mangelnde Ruhigstellung beider angrenzender Gelenke

Wichtig: pDMS sollte immer vor und nach Anlage überprüft werden

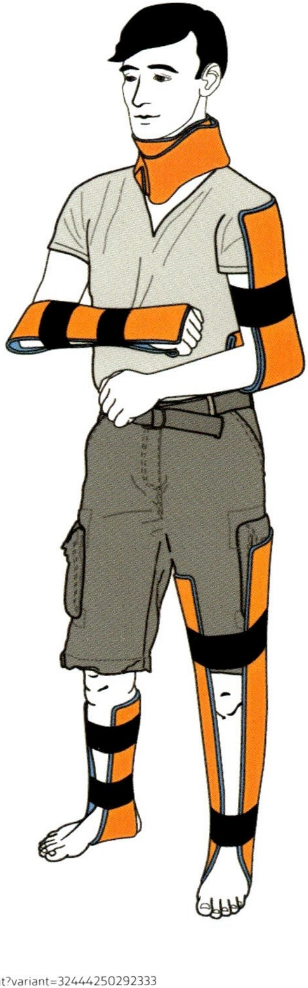

https://www.sammedical.com/collections/all/products/sam-splint?variant=32444250292333

# Sepsis

Akut lebensbedrohliche Organdysfunktion infolge einer dysregulierten Immunantwort auf eine (mutmaßliche) Infektion
Ursache sind oft Infektionserkrankungen (insbesondere Bakterien)

Wichtig: Frühzeitiges Erkennen, um Folgen zu verhindern bzw. abzuschwächen

Eine Sepsis kann als Komplikation jeder akuten Infektion (Lungenentzündung, Harnwegsinfekt, Wundinfektion) auftreten.

| qSOFA | SIRS |
|---|---|
| Sepsis Screening in der Präklinik oder bei Erstkontakt in der ZNA | Systemische Entzündungsreaktion als erster Hinweis auf eine Sepsis (zum Beispiel auf der Intensivstation) |
| – Atemfrequenz ≥ 22/min<br>– Systolischer Blutdruck ≤ 100 mmHg<br>– Vigilanz-Störung | – Körpertemperatur < 36 °C oder > 38 °C<br>– Herzfrequenz > 90 bpm<br>– Atemfrequenz > 20/min<br>– Leukozyten > 12.000/ µl oder < 4000/µl |
| Beim Erfüllen von zwei der drei Kriterien ist das Risiko für eine Sepsis erhöht | Mindestens zwei dieser Kriterien **und** ein Hinweis auf eine Infektion reichen für den Verdacht einer Sepsis aus. |

**Komplexes klinisches Krankheitsbild**
**Eine Sepsis ist immer ein Notfall und sollte auch dementsprechend behandelt werden!**

S3 Leitlinie Sepsis – Prävention, Diagnose, Therapie und Nachsorge punliziert bei AWMF online; https://register.awmf.org/assets/guidelines/079-001l_S3_Sepsis-Praevention-Diagnose-Therapie-Nachsorge_2020-03_01-abgelaufen.pdf

Erste Maßnahmen bei Verdacht auf eine Sepsis:

- Ärztliche Hilfe holen
- Prioritätenorientierte Behandlung nach A/B/C/D/E
- Denke an Antibiotikatherapie (unverzüglich nach Abnahme der Blut- und Urinkulturen)
- Sanierung des Sepsisherdes (z.B. DK-Wechsel)
- Engmaschige Kontrolle der Vigilanz und Vitalparameter
- Forcierte Volumentherapie

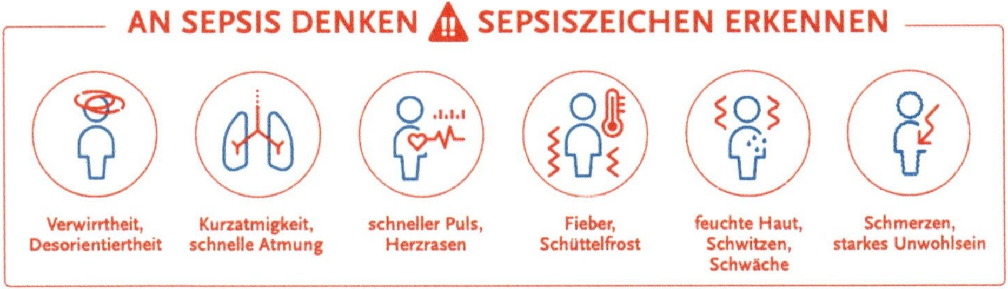


Quelle Robert—Koch-Institut

## Red Flags in der Wirbelsäulenchirurgie

Die meisten Bandscheibenvorfälle sind symptomlos und bedürfen keiner speziellen Behandlung. 80 % bis 90 % der Bandscheibenvorfälle lassen sich konservativ behandeln, wobei hier v.a. eine adäquate Schmerztherapie entscheidend ist.

Es gibt einige **red flags** im Zusammenhang mit Rückenschmerzen, die auf eine schwerwiegendere Erkrankung hindeuten können.

| Red-Flag | Beispiel |
|---|---|
| Entzündliche (Rheumatische) Erkrankung | Morgensteifigkeit ( ≥ 30 Minuten)<br>Zunehmende Steifheit der Wirbelsäule<br>Bekannte Psoriasis<br>Länger anhaltende Kreuzschmerzen (> 12 Wochen) und Beginn vor dem 45. Lebensjahr |
| Fraktur / Osteoporose | Schwerwiegendes Trauma<br>Bagatelltrauma bei älteren oder potenziellen Osteoporosepatienten<br>Systemische Steroidtherapie |
| Infektion | Allgemeine Symptome<br>Durchgemachte bakterielle Infektion<br>i.v. Drogenabusus<br>Immunsupression<br>Starker nächtlicher Schmerz |
| Radikulopathie / Neuropathie | Kaudasyndrom: plötzlich einsetzende Blasen-Mastdarmstörung<br>Gefühlsstörung perianal / perineal<br>Ausgeprägtes oder zunehmendes neurologisches Defizit der unteren Extremität |
| Tumor / Metastasen | Hohes Alter<br>Tumorleiden in der Vorgeschichte<br>B-Symptomatik<br>Starker nächtlicher Schmerz |
| **Bei Red-Flags sollten weitere diagnostische Maßnahmen eingeleitet werden** | |

S2 Leitlinie zur konservativen, operativen und rehabilitativen Versorgung bei Bandscheibenvorfällen mit radikulärer Symptomatik. Publiziert bei AWMF online; https://register.awmf.org/assets/guidelines/033-048l_S2k_Konservative-operative_rehabilitative-Versorgung-Bandscheibenvorfall-radikulae_2021-06_01.pdf

## Verbrennung und ihre Symptome

Klassifikation

| Grad der Verbrennung | Hautschicht | Symptome / Klinik |
|---|---|---|
| 1 | Epidermis | Rötung, starker Schmerz (ähnl. Sonnenbrand) |
| 2a | Oberflächliche Dermis | Blasenbildung<br>Wundgrund rosig und rekapillarisierend<br>Starker Schmerz<br>Haare fest verankert |
| 2b | Tiefe Dermis (mit Hautanhangsgebilden) | Blasenbildung<br>Wundgrund blasser und nicht / schwach rekapillarisierend<br>Reduzierter Schmerz<br>Haare leicht zu entfernen |
| 3 | Komplette Dermis | Wundgrund trocken, weiß, lederartig<br>Keine Schmerzen<br>Keine Haare vorhanden |
| 4 | Unterhautfettgewebe<br>Muskelfaszie<br>Muskeln und Knochen | Verkohlung |

S2 Leitlinie Behandlung thermischer Verletzungen des Erwachsenen publiziert bei AWMF: https://register.awmf.org/assets/guidelines/044-001l_S2k_Behandlung-thermischer-Verletzungen-des-Erwachsenen_2021-07.pdf

**Erste Maßnahmen in der ZNA/Schockraum:**
Aufliegende Kleidung oder Schmuck schnellstmöglich entfernen
Hypothermieprophylaxe – ggf. aktive Wärmung (Keine aktive Kühlung durch medizinisches Personal)

Sterile Verbände nach Erstsichtung anlegen und ausreichende Analgesie einleiten

Flüssigkeitstherapie mit Kristalloiden während der Initialphase kalkulieren
- Verwenden der Parkland-Formel nach Baxter (4 ml/kgKG/% VKOF in 24 h) und oder die modifizierte Brooke-Formel (2 ml/kgKG/%VKOF in 24 h)

Behandlung in einem Brandverletztenzentrum notwendig?
- Patient in Entscheidung einbinden.

Zur Berechnung der verbrannten Körperoberfläche kann die 9er Regel nach Wallace herangezogen werden.

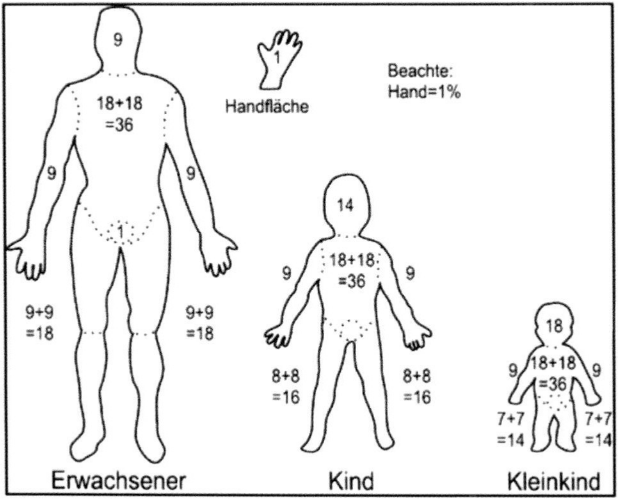


**Anteil der verbrannten Körperoberfläche in % der Gesamtkörperoberfläche**

Quelle: Univ.-Prof.. Dr. Lars-Peter Kamolz MSc.: Die Behandlung von Brandverletzten: ein Update, 03/2017. abgerufen: 08.01.2025

# Toxidrome

> Das Wort „Toxidrome“ setzt sich aus „Intoxikation“ und „Syndrom“ zusammen. Es beschreibt das Beschwerdebild von Personen, die einer Intoxikation ausgesetzt sind oder waren.

| | AF | HF | Pupille | Temp. | Haut | Symptome |
|---|---|---|---|---|---|---|
| **Sympathomimetisch** z.B. Kokain, Amphetamin, Metamphetamin, MDMA, Methylphenidate (Ritalin) | ↑ | ↑ | Mydriasis | ↑ | 💧 | Hypertension, Unruhe, Agitation, Hyperreflexie |
| **Anticholinerg** Engelstrompete, Atropin, trizyklische Antidepressiva, Dimenhydrinat | ↑ | ↑ | Mydriasis | ☼🌡 | 🚫💧 | Flush, Unruhe, Agitation, Akkomodationsstörungen, Harn- und Stuhlverhalt, Halluzinationen, Krampfanfälle, Koma |
| **Cholinerg** z.B. Organophosphate, muskarinhaltige Pilze, Physostigmin, Carbamate | ↓ | ↓ | Miosis | ↔ | 💧 | Augentränen, Speichelfluss, Bronchorrhoe, Bauchkrämpfe, Erbrechen, Diarrhoe, Unruhe, Verwirrtheit, Angst, Krampfanfall |
| **Opioid** z.B. Codein, Heroin, Fentanyl, Methadone, Morphine, Oxycodone, Tramadol | ↓ | ↓ | Miosis | ↔ – ❄🌡 | ↔ | Hypotension, kühle Haut, Sedativa, Koma |
| **Sedativ-Hypnotisch** z.B. Benzodiazepine, Alkohol, GHB, Barbiturate, Ketamin, Rohypnol | ↔ – ↓ | ↔ – ↓ | ↔ – Mydriasis | ❄🌡 | ↔ | Oft Normotonie<br>Rhabdomyolyse<br>Sedation<br>Koma |
| **Serotoninerg** z.B. MAOs | ↑ | ↑ | Mydriasis | ☼🌡 | 💧 | Tremor, Klonus, Hyperreflexie, motorische Unruhe, Agitation, Übererregbarkeit, Verwirrtheit |
| **Halluzinogen** z.B. Cannabis/THC, LSD, Mescalin, psilocybinhaltige Pilze | ↑ | ↑ | Mydriasis | ☼🌡 | 💧 | Verwirrtheit |

Quelle: Hüser, C., Bernhard, M., Biermann, H. et al. Die Toxidromsonne als diagnostisches Instrument im Schockraum https://doi.org/10.1007/S10049-024-01410-6

# Akuter Abdomineller Schmerz

Bisher existiert keine internationale, fachgesellschaftsübergreifende Leitlinie

| | Akutes Abdomen | Unklares Abdomen |
|---|---|---|
| **Definition** | Plötzlich einsetzende, abdominelle Schmerzen mit kurzem zeitlichen Verlauf (nicht länger als eine Woche) | |
| | Potenziell lebensgefährlich<br>– dringliche / sofortige Indikation zur operativen Versorgung? | Regelmäßige Kontrolle notwendig. Keine akute Lebensgefahr |
| **Mögliche Leit-symptome** | – Peritoneale Symptomatik (Abwehr-spannung)<br>– Heftige Bauchschmerzen (umschrieben oder diffus)<br>– Störung der Darmperistaltik<br>– schlechter Allgemeinzustand bishin zu Kreislaufstörungen<br>– Schock | – Keine Alarm-symptome<br>– Hohe Spontan-heilungsquote<br>– Gutes Ansprechen auf symptomatische Therapie |
| **Potenzielle Ursache** | Vielfältig<br>Meistens intraabdominell aber auch thorakal.<br>– Perforation oder Entzündung eines Hohlorgans<br>– Darmverschluss (mechanischer Ileus, Tumorerkrankung, Hernie, Invagination)<br>– Gallenwegserkrankung<br>– Gynäkologische Erkrankungen<br>– (Extrauterine Gravidität, Ovarialdistorsion)<br>– Erkrankung der Nieren oder Harnablei-tenden Wege<br>– Rupturiertes Bauchaortenaneurysma<br>– Akute Pankreatitis<br>– Ischämie | Vielfältig<br>– Gastroenteritis<br>– Harnwegsinfektion<br>– Funktionelle Beschwerden<br>– Gynäkologische Krankheitsbilder<br>– Reizdarmsyndrom |
| **To do** | Sofortige Prioritätenorientierte Behandlung!<br>Konsequentes Monitoring<br>Großlumige Zugänge<br>Forcierte Volumentherapie<br>Sofortige Chirurgische Mitbeurteilung | Symptomorientierte Behandlung<br>Analgesie<br>Symptomatische Therapie |

https://www.thieme-connect.com/products/ejournals/pdf/10.1055/s-0031-1271415.pdf

## Abdominelle Untersuchung

| | | |
|---|---|---|
| I | **Inspektion** | Narben, Vorwölbung, Verfärbung, Verletzung |
| A | **Auskultation** | glucksend (Peristaltik), metallisch (mechan. Ileus), still (paralytischer Ileus) |
| P | **Palpation** | Abwehrspannung, Schmerzpunkte |
| P | **Perkussion** | gedämpft (Flüssigkeit, Organe), hohl (Gas) |
| F | **Funktion** | Stuhlgang, Urin, letzte Mahlzeit, Erbrechen, Regelblutung, Schwangerschaft? |

# Kurzinformation / Beurteilung BGA

Material: venöses, kapillares oder arterielles Blut
**Vorteil:** patientennahe Sofortdiagnostik
Die Normwerte der BGA sind nicht einheitlich definiert und zudem häufig von patientenspezifischen Charakteristika wie bspw. Alter oder Geschlecht abhängig!
Beispielhafte Normwerte (gemessen bei 37,0 °C)

Die BGA liefert folgende Informationen

1. Säure-Base-Haushalt (pH, $HCO_3^-$, BE)
2. Respiration ($pO_2$, $pCO_2$, P/F Ratio)
3. Hämodynamik (Hb, Lac, HCT, $pCO_2$, $ScvO_2$)
4. Metabolik (E-lyte, Lac, pH, $HCO_3^-$, BE)
5. Sonstiges (COHb, MetHb)

**3 Gruppen von Störungen:**
***Respiratorische Störung:*** vermehrte oder verminderte Abatmung von $CO_2$
***Metabolische Störung:*** veränderte Bikarbonatkonzentration
***Gemischte Störungen*** durch Kombination von metabolischer und respiratorische Störung

Respiratorische Störungen werden metabolisch kompensiert und umgekehrt. Wenn sich im Rahmen der Kompensation der pH zwischen 7,35 und 7,45 bewegt, ist die Störung kompensiert. Ein normaler pH entspricht also nicht gleich einem normalen Säure-Base Haushalt. Ein normaler pH besagt nur, dass die Kompensationsmechanismen noch funktionieren.

Buch: Innere Medizin 2023 veröffentlicht von Gerd Herold und Mitarbeiter

| | Erklärung | Arteriell | Venös |
|---|---|---|---|
| **$PO_2$** | Partialdruck der physikalisch gelösten Sauerstofffraktion im Blut | 60-100 mmHg | 36-44 mmHg |
| **$pCO_2$** | Partialdruck der physikalisch gelösten Kohlenstoffdioxidfraktion im Blut | 32-45 mmHg | 37-50 mmHg |
| **pH** | negativer dekadischer Logarithmus der Konzentration von $H^+$ bzw. $H_3O^+$ in wässriger Lösung. Maß für den Säuregehalt einer Lösung | 7,37-7,44 | |
| **BE** | Base excess.<br>Aussage über das Säure-Base-Gleichgewicht des Blutes. Er gibt die Menge an Säure oder Base an, die theoretisch dafür notwendig ist, um einen Liter Blut auf einen pH-Wert von 7,4 bei einem konstanten $pCO_2$ von 40 mmHg zu titrieren. | -2 bis +2 mmol/L | |
| **Bikarbonat / $HCO_3$-** | wichtige Base im Körper, ist mit verantwortlich für die pH-Ermittlung | 21 bis 26 mmol/L | |
| **Hämoglobin** | indirektes Maß für die Anzahl der roten Blutkörperchen | 11-16 g/dL | |
| **Glucose** | Blutzuckerwert | 75-106 mg/ dL | |
| **Laktat** | Endprodukt einer anaeroben Glykolyse. Eine Hypoxie sowie eine Minderperfusion von Gewebe z.B. durch Gefäßverschluss, Verletzung oder Verbrennung führen zum Laktatanstieg. Ebenso führen schwere Muskelarbeit, epileptische Anfälle und hohe Insulingaben führen zum Anstieg. | 0,7-2,2 mmol/L | |
| **Natrium** | | 135-145 mmol/L | |
| **Kalium** | | 3,6-4,8 mmol/L | |

Buch: Innere Medizin 2023 veröffentlicht von Gerd Herold und Mitarbeiter

## Beurteilung Säure-Base-Haushalt

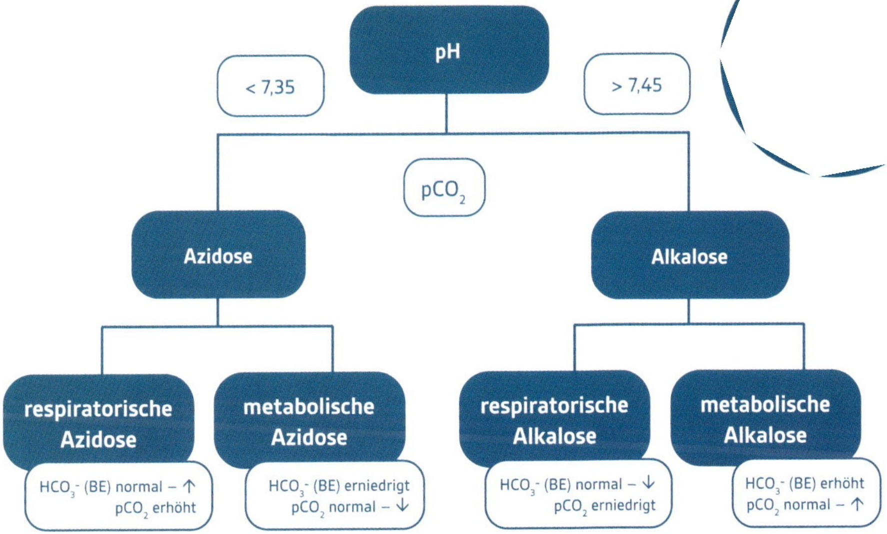

## Beurteilung Oxygenation

Kann mit Hilfe des Horovitz-Quotienten erfolgen. Dieser stellt das Verhältnis der inspiratorischen Sauerstoffkonzentration zum arteriellen Sauerstoffpartialdruck dar.

$$\textbf{P/F-Ratio} = pO_2 : FiO_2$$

Aussage über die Oxygenierung (vgl. Berlin-Definition)

| Einstufung P/F Ratio (mmHg) | Oxygenierung |
|---|---|
| > 400 | Sehr gut |
| 300-399 | Gut |
| 200-299 | Mäßig |
| < 200 | schlecht |

$pCO_2$ ist kein Wert zur Beurteilung der Oxygenierung
$pCO_2$ wird zur Beurteilung der Ventilation herangezogen.

## Beurteilung Hämodynamik

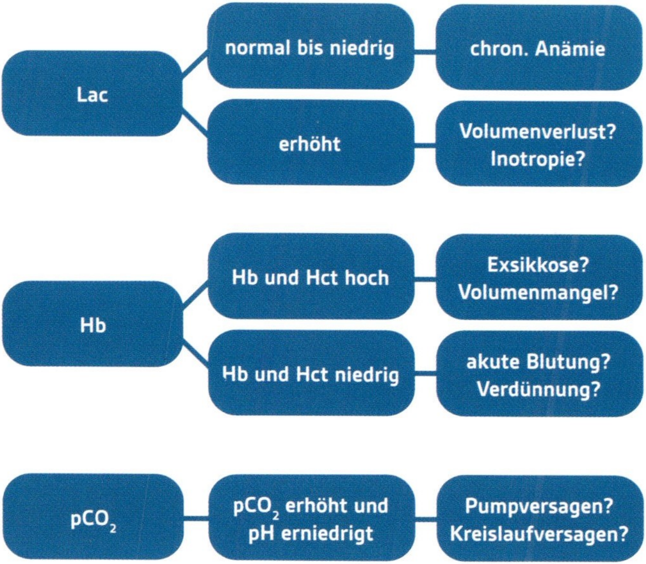


## Notizen zur BGA

## Hyperthermie

Bisher gibt es international keine einheitliche Schweregradeinteilung wie zum Beispiel bei der Hypothermie.
Grobe Einteilungen der Hitzeerkrankung:

1. Hitzeödem / Hitzekrampf mit Körperkerntemperatur (KKT) < 38,3 °C
   Gesteigerte Durchblutung der Hautoberfläche durch Vasodilatation, beginnendes Hirnödem, Elektrolytstörungen
2. Hitzeerschöpfung mit KKT zwischen 38,3 °C und 40 °C
   Ausgeprägte periphere Vasodilatation, verringerter venöser Rückstrom, Hypovolämie, beginnende Organdysfunktion
3. Hitzschlag mit KKT > 40 °C

| Hitzschlag | Schwerste und lebensbedrohliche Form der Hitzeerkrankungen |
|---|---|
| **Ursachen können vielfältig sein** | • Körperlich anstrengende Arbeit oder Sport (durch die arbeitende Muskulatur kann die Wärmebildung um mehr als das Zehnfache des Ruhewertes ansteigen)<br>• Thermische Belastung durch isolierende Bekleidung<br>• Belastung durch klimatische Ereignisse<br>• Individuelle Faktoren / individuelle Hitzetoleranz (Infekte, Dehydratation, Elektrolytstörungen, Medikamenteneinnahme)<br>• Alter der Patienten spielt eine entscheidende Rolle (steigendes Alter bedeutet schlechtere Thermoregulation) |
| **Pathophysiologie** | • ≥ 40 °C werden menschliche Endothelzellen zunehmend geschädigt<br>• Es entsteht ein Capillary leak<br>• Systemische Auswirkung auf den Körper möglich, bis hin zu Multiorganversagen<br><br>Merke: Ein Hitzschlag induziert eine ähnliche thermoregulatorische und inflammatorische Antwort des Körpers wie Infektionen. Dies liegt an den proinflammatorischen Zytokinen, welche sowohl bei Fieber als auch bei extremer Hitze ausgeschüttet werden und ein Systematic inflammatoric response syndrom (SIRS) hervorgerufen können. |

| Hitzschlag | Schwerste und lebensbedrohliche Form der Hitzeerkrankungen |
|---|---|
| **Typische Patienten-gruppe** | Patienten mit anstrengungsbedingtem Hitzschlag sind oft junge Menschen ohne kardiovaskuläre Vorerkrankungen |
| **Warnzeichen** | Es gibt keine feste Reihenfolge für das Auftreten bestimmter Warnzeichen<br>• Ermüdung, starkes Schwitzen, Tachykardie, Blutdruckabfall, großer Durst<br>• Übelkeit, Schüttelfrost, Kopfschmerzen, Abnahme der Schweißproduktion |
| **Mögliche Symptome** | • KEIN Schwitzen<br>• Aggressivität, Unruhe<br>• Generalisierter Krampfanfall<br>• Bewusstlosigkeit und Koma möglich |
| **Therapie** | • Sofortiger Beginn effizienter Kühlungsmaßnahmen<br>  ◦ Je länger die Temperatur ≥ 40 °C, desto schlechter ist das Outcome<br>• Behandlungsziel: Senkung der KKT auf < 40 °C in den ersten 30 Minuten, z.B. durch Eiswasserimmersion<br>• Bei KKT 38 °C-39 °C sollte die Kühlung eingestellt werden (Afterdrop-Phänomen vorbeugen)<br>• Zusätzlich prioritätenorientierte Behandlung je nach Symptomen |
| **Wichtig** | Wiederholte Messung der Körperkerntemperatur sollten am besten rektal erfolgen |

Quellen: DOI: 10.3238/arztebl.2019.0537
DOI: 10.1007/s00063-023-01072-1

## Hypothermie

**Erfrierung**: Gewebsschädigung durch Kälte, die sich lokal begrenzt oder auf den gesamten Organismus verteilt darstellen kann
**Unterkühlung**, auch Hypothermie, hingegen bezeichnet eine niedrige Körperkerntemperatur. Sie beginnt bereits ab < 35 °C.

**Stadieneinteilung:**
Grad I: 32-35 °C
Grad 2: 28-32 °C
Grad 3: 24-28 °C
Grad 4: unter 24 °C

**mögliche Ursachen**
Vergiftungen (Einschlafen im Freien)
Ertrinken/Beinahe-Ertrinken/Badetod
Unfälle im Winter (Orientierungsverlust/Lawinenunfälle etc.)

| | Symptome | Behandlung |
|---|---|---|
| **Grad 1** | Temperaturregulation durch Zittern und Verengung der Blutgefäße<br>Puls und RR hoch, AF steigt | Nasse Kleidung entfernen<br>Aktive Bewegung<br>Warme Flüssigkeitssubstitution |
| **Grad 2** | Leichte Vigilanzminderung<br>AF und HF sinken<br>Kein Zittern mehr | Möglichst geringe Bewegung<br>Horizontale Lagerung, aktive Erwärmung<br>Intubationsbereitschaft, $O_2$-Gabe |
| **Grad 3** | Bewusstlosigkeit<br>Blutdruckabfall<br>HRST<br>Lebenszeichen noch vorhanden | Gefahr des Afterdrops (Temperaturausgleich zwischen warmem Körperkern und kaltem Außenbereich)<br>➜ Gefahr: Herzstillstand |
| **Grad 4** | Bewusstlosigkeit ohne Vitalzeichen<br>Kammerflimmern / Herzkreislaufstillstand<br>Unter 20 °C keine nachweisbare Hirnaktivität mehr | Herz-Lungen-Wiederbelebung<br>ggf. ECMO |

**Unter 30 °C sollten keine / kaum Medikamente verabreicht werden**
Grund: Temperaturbedingte Veränderung des menschl. Metabolismus = unvorhersehbare Veränderung u.a. der Wirkdauer von Medikamenten

Schäfer, L., Schmidt, P., Schiefer, L.M. et al. Pharmakologische Eigenschaften von Notfallmedikamenten unter Extrembedingungen. Notfall Rettungsmed 23, 270–275 (2020). https://doi.org/10.1007/s10049-019-00646-x

# Palliativmedizin

Palliativmedizin ist die Behandlung von Patienten mit einer nicht heilbaren, progredienten und weit fortgeschrittenen Erkrankung mit begrenzter Lebenserwartung.

**Hauptziel der Begleitung ist die Lebensqualität zu erhalten/zu verbessern**

| Therapiephase | Krankheitsstadium | Therapieform | Therapieziel |
|---|---|---|---|
| **Palliativ Therapie-Phase** | Unheilbare, fortschreitend zum Tode führende Erkrankung | Spezifische Therapie der Grundkrankheit (z.B. Chemotherapie)<br>Symptomatische Therapie | Prophylaxe, Symptomkontrolle<br>**Lebensverlängerung** |
| **Palliative-Care-Phase** | Symptome durch Fortschreiten der Grunderkrankung | Symptomorientierte Therapie, falls notwendig auch durch spezifische Therapie der Grundkrankheit | Prophylaxe<br>**Symptomkontrolle** |
| **Terminalphase** | Symptome im Endstadium der Erkrankung | Symptomorientierte Therapie | **Symptomkontrolle** |
| **Sterbephase** | Symptome des unmittelbaren Sterbens (z.B. Rasselatmung, Unruhe) | Maximale symptomorientierte Therapie bis hin zur palliativen Sedierung | **Symptomkontrolle** |

S3 Leitlinie Palliativmedizin für Patienten mit einer nicht-heilnbaren Krebserkrankung publiziert bei AWMF

## Aufnahmegründe Palliativstation

| | | | |
|---|---|---|---|
| Unsicherheiten bezüglich des Therapieziels (Dilemma-Situation) | Schwere und/oder komplexe Symptom- oder Problembelastung | Überforderung oder Unsicherheit der häuslichen Versorgung | Aufwändige ärztliche oder pflegerische Versorgung |

## Symptomkontrolle

**primär:**
Schmerzen, Respiratorische Symptome, Psychatrische Symptome (Schlafstörungen, Unruhe, Angst, Depression)

**Weiterführend:**
Gastrointestinale Symptome (z.B. Kachexie, Obstipation, Diarrhoe), Urogenitale Symptome (z.B. Harnverhalt, Harninkontinenz), Dermatologische Symptome (z.B. exulzerierende Tumoren, Pruritus, Dekubitus), Neurologische Symptome (quantitative Bewusstseinsstörung, Schwindel, Krampfanfälle, Myoklonien),

## Therapie

**Sollte immer in Absprache mit den Patienten erfolgen!**
Abhängig vom Krankheitsstadium, jedoch in erster Linie **symptomorientiert.**

Vorrausschauend / prophylaktisch

Dynamisch

**Rechtzeitige Therapiedeeskalation**
(Patientenwillen berücksichtigen!)

## Allgemein

**Immer wieder Selbstreflexion und Gespräche im Team!**

Tun wir das Richtige?
Steht der Patient im Mittelpunkt?

**Palliativdienst / Konsildienst:**

bis 16 Uhr ________

ab 16 Uhr ________

## Anamneseschema SAMPLER

Wird als Leitfaden einer strukturierten Anamnese sowohl im traumatologischen als auch im nicht-traumatologischen Schockraum erhoben und gibt stressigen Anamnese-Situationen einen Rahmen

| | | |
|---|---|---|
| **S** | **Symptoms** | Aktuelle Beschwerden oder Schmerzen<br>Gezielte Abfrage des Leitsymptoms (Bsp. Dyspnoe, Kopfschmerzen u.A.) mit Hilfe des OPQRST-Schemas |
| **A** | **Allergies** | Allergien auf Insekten, Antibiotika, Kontrastmittel oder Medikamente? |
| **M** | **Medication** | Dauerhafte Einnahme von z.B. Gerinnungshemmern? Bedarfsmedikation (z.B. Aspirin) |
| **P** | **Past medical history** | Vorerkrankungen?<br>Operationen (kürzlich zurückliegend?)<br>Familiäre Disposition für z.B. Herzerkrankungen? |
| **L** | **Last ...** | Je nach Leitsymptom: Letzte...<br>Mahlzeit? (bei chirurgischem Notfall – OP?)<br>Stuhlgang (bei abdom. Beschwerden)<br>Krankenhausaufenthalte |
| **E** | **Events / Environment** | Was war vor dem Ereignis oder hat diesen ausgelöst? (Stress, Stromschlag, Unfall(-hergang), Insektenstich?) |
| **R** | **Risk Factors** | Patienten einer Risikogruppe<br>Diabetiker<br>chron. Drogen- und Alkoholmissbrauch<br>Schwangere Patientinnen |

Empfehlungen zu Krankheits- und Zustandsbildern im Rettungsdienst:
https://www.bv-aelrd.de/pluginfile.php/47/mod_resource/content/0/Pyramide-II-AG-3-ABCDE-Schema.pdf

## Leitsymptome differenzieren

Das OPQRST Schema dient der dezidierten Evaluation eines Symptoms und ist besonders für schmerzhafte Symptome geeignet.

| | | |
|---|---|---|
| **O** | Onset | Wann hat die Symptomatik begonnen? (plötzlich, schleichend, Minuten/Stunden/Tage/Wochen?) |
| **P** | Provokation/ Palliation | Was verstärkt oder lindert die Symptome? (Bewegung, Lärm, Körperhaltung, Nahrungsaufnahme?) |
| **Q** | Quality | Wie ist die Qualität des Schmerzes? (stechend, brennend, diffus, kolikartig?) |
| **R** | Radiation | Strahlt der Schmerz aus oder ist dieser lokal begrenzt? (Radikulopathie, Schmerzprojektion in Headsche Zonen?) |
| **S** | Severity | Wie ist die Stärke des Leitsymptoms? (Anhand der numerischen oder visuellen Analogskala darstellen lassen) |
| **T** | Time | Wie ist der zeitliche Verlauf der Symptomatik? (anfallsartig, kontinuierlich, abflachend, zunehmend?) |

Bernhard, M., Kumle, B., Dodt, C. et al. Versorgung kritisch kranker, nicht-traumatologischer Patienten im Schockraum. Notfall Rettungsmed 25(Suppl 1), 1–14 (2022). https://doi.org/10.1007/s10049-022-00997-y

# Notfallnarkose in der Notaufnahme

| Analgetikum | Hypnotikum | Relaxans |
|---|---|---|
| In der Regel Opioide (z.B. Fentanyl)<br><br>Unerwünschte Arzneimittelwirkung:<br>– Atemdepression<br>– Bradykardie<br>– Hypotonie<br>– Verringerung des HZV | Lipophile Wirkstoffe, fluten rasch im Gehirn an. Wirkung tritt schnell ein, sinkt auch rasch wieder.<br><br>*Barbiturate*<br>– Methohexital, Thiopental (Therapierefraktärer Status epilepticus)<br><br>*Nichtbarbiturate*<br>– Propofol, Etomidat, Ketamin<br><br>Unerwünschte Arzneimittelwirkung:<br>– kardiovaskuläre Depression<br>– Atemdepression<br>– Herzrhythmusstörungen | Gabe erst nach sicher durchgeführter Maskenbeatmung.<br><br>*Depolarisierend*<br>– Verhindern Ausbreitung des Aktionspotenzials auf die Muskulatur<br>Zu Beginn sichtbare Faszikulation der meisten Muskeln<br>➜ z.B. Succinylcholin<br><br>*Nicht depolarisierend*<br>– Verhindern die Reizweiterleitung am Nikotinrezeptor<br>➜ z.B. Rocuronium, Pancuroinium<br>**Antidot: Neostigmin, Pyridostigmin**<br><br>Anschließend: Intubation und maschinelle Beatmung |
| **Hausinterner Standard zur Einleitung einer Notfallnarkose** | | |
| | | |

## Notfallmedikation bei der Narkose

Um auftretende Nebenwirkungen oder UAW zu händeln, sollten bei jeder Narkose Notfallmedikamente vorbereitet werden.
Da ein konsequentes Monitoring bei einer Narkose obligat ist, kann das „ANKABELN“ eine gute Merkhilfe sein:

**A** Akrinor (zur Anwendung bei Hypotonie)

**N** Naloxon (Antidot für Opioide)

**K** Katecholamine (Dopamin oder Dobutamin)

**A** Atropin (Parasympatholytikum zur Behandlung von Bradykardien)

**B** Benzodiazepine (z.B. bei Krampfanfall)

**E** Epinephrin (Adrenalin bei Herzkreislaufstillstand)

**L** Lidocain (Zur Anwendung bei ventrikulären Tachykardien)

**N** Noradrenalin (zur Therapie einer Hypotonie durch Anstieg des Gefäßwiderstandes → Myokard- und Hirndurchblutung nehmen zu)

## Spritzenstandart in der Kinderanästhesie
– Hauseigene Vorgaben hier eintragen

- Das Nutzen von Hilfssystemen (Buch, Tabellen und Apps) ist empfohlen, um Medikationsfehler zu vermeiden. Die Verantwortung für die Medikation verbleibt jedoch beim Verordnenden.
- Vor jeder Therapie muss die Indikation hinterfragt werden.
- Erst wenn andere Therapiemaßnahmen nicht ausreichen, sollen Sedativa und Opioide verwendet werden.
- Zur Vorbereitung einer geplanten anästhesiologischen Versorgung SOLL das aktuelle Gewicht des Kindes präzise ermittelt und dokumentiert werden.

→ **Ziel:** Übertherapie vermeiden. Einleitungsdosis und Erhaltungsdosis sollten sich am Normalgewicht orientieren.

## Eigene Notizen

(z.B: für den Kindernotfall)

https://register.awmf.org/assets/guidelines/001-033l_S2k_Medikamentensicherheit__Kinderanästhesie_20121-12.pdf

| Medikament | Spritzengröße | Konzentration | Herstellung interner Standard | Einsatz/Besonderheit |
|---|---|---|---|---|
| Adrenalin | | Rea: 10 µg/kg KG (max. 1 mg) | | Reanimation |
| Amiodaron | | Rea: 5 mg/kg KG (max. 300 mg) | | Reanimation |
| Atropin | | | | Bradykardie |
| Propofol 1 % | | | | Hypnotikum |
| Remifentanyl | | | | Narkose<br>Kontinuierliche Verabreichung notwendig! |
| Succinylcholin | | | | Muskelrelaxans |
| Sufentanyl | | | | Analgesie<br>hochpotentes Opioid |
| Mivacurium | | | | Muskelrelaxans.<br>Zugelassen ab 2 Monate |

| Medikament | Spritzengröße | Konzentration | Herstellung interner Standard | Einsatz/Besonderheit |
| --- | --- | --- | --- | --- |
| Dexamethason | | Allergie:<br>Entzündung: | | Glucocorticoid<br>Allergische und entzündliche Prozesse, Atemwegserkrankungen |
| Piritramid | | | | Analgesie |
| NaCl 0,9 % | | | | |
| **Hier ist Platz für weitere Perfusoransätze aus eurem Handlungsbereich!** | | | | |
| | | | | |
| | | | | |
| | | | | |

## Beispiele für Notfallmedikamente (beim Erwachsenen)

| Wirkstoff (Handelsname) | Übliche Dosierung (Hausinterner Standard) | Medikamentenhinweis |
|---|---|---|
| Adenosin (Adrekar)<br>6 mg/2 ml | | Nukleosid<br>Zur Beendigung einer AV-Knoten-Reentrytachykardie<br>Vasodilatation, HF sinkt, AV-Knoten Überleitungszeit wird verlängert<br>Bei Gabe durchgehendes Monitoring inkl. Rhythmusstreifen |
| Amiodaron<br>150 mg/3 ml | Nach der 3. erfolglosen Defibrillation 300 mg i.v. als Bolus | Antiarrhythmikum der Klasse III |
| Atropin<br>0,5 mg/ml | | Parasympatholytikum<br>*Antidot: Physostigmin* |
| Calciumgluconat | | Calciumersatz bei sek. Hyperparathyreoidismus<br>Symptomatische Therapie lebensbedrohlicher Hyperkaliämie<br>Magnesiumüberdosierung |
| Clonidin<br>0,15 mg/ml | | Antisympathotonika<br>Behandlung einer Hypertonie<br>Achtung: Bradykardie möglich |

| Wirkstoff (Handelsname) | Übliche Dosierung (Hausinterner Standard) | Medikamentenhinweis |
|---|---|---|
| Dexamethason<br>4 mg/ml | | Glucocorticoid<br>Indikation: Hirnödem, anaphylaktische Reaktion (erhöhte Dosis), PONV Prophylaxe |
| Epinephrin (Adrenalin)<br>1 mg/ml | Rea: 1 mg + 9 ml NaCl<br>Anaphylaxie: 0,5 mg i.m.<br>Inhalation: 2 mg + 5 ml NaCl<br>Instabiler Pat.: | Katecholamin / Vasopressor |
| Esketamin (Ketanest-S)<br>25 mg/ml | | Ketamin<br>Analgosedierung<br>Kreislaufstabilisierend<br>Cave: Halluzinogen. Kombination mit Midazolam empfehlenswert |
| Furosemid (Lasix) | | Schleifendiuretikum<br>u.A. bei Lungenödem angewendet<br>Periphervenöses Pooling, senkt Vorlast |
| Granisetron<br>1 mg/ml | Bolusgabe | Antiemetikum<br>Vorbeugung und Behandlung von Übelkeit und Erbrechen |

| Wirkstoff (Handelsname) | Übliche Dosierung (Hausinterner Standard) | Medikamentenhinweis |
|---|---|---|
| Heparin<br>25.000 IE/5 ml | Herzinfarkt:<br>LAE: | Antikoagulanz |
| Lorazepam (Tavor)<br>2 mg/ml | | Benzodiazepin<br>*Antidot: Flumazenil* |
| Midazolam (Dormicum)<br>1 mg/ml oder 5 mg/ml | Krampfgeschehen:<br>Analgosedierung: | Benzodiazepin<br>*Antidot: Flumazenil* |
| Morphin<br>10 mg/ml | Unverdünnt i.m. oder s.c. verabreichen<br>i.v. Gabe: 1 ml Ampulle + 9 ml NaCl = 1mg/ml | Opiat / Analgetikum<br>Achtung: Ateminsuffizienz<br>*Antidot: Naloxon* |
| Natrium-Hydrogencarbonat<br>8,4 % NaBic / 100 ml Ampulle | | Indikation: metabolische Azidose |
| Norepinephrin (Arterenol)<br>1 mg/ml | Perfusor:<br>Fässchen:<br>Bolus: | Katecholamin / Vasopressor<br>Perfusor immer mit Rückschlagventil versehen |
| Piritramid (Dipidolor)<br>7,5 mg/ml | | Opiat / Analgetikum<br>Achtung: Ateminsuffizienz<br>*Antidot: Naloxon* |

| Wirkstoff (Handelsname) | Übliche Dosierung (Hausinterner Standard) | Medikamentenhinweis |
|---|---|---|
| Propofol (Disoprivan)<br>1 % Lösung<br>2 % Lösung | Sedierung:<br>Narkoseeinleitung:<br>Perfusor: | Hypnotikum<br>Narkoseeinleitung, Aufrechterhaltung einer Narkose, Kurznarkosen<br>Cave: keine Analgesie!<br>Schneller Bewusstseinsverlust für ca. 4-6 Minuten |
| Rocuronium (Esmeron)<br>10 mg/ml | Narkoseeinleitung: | Nicht depolarisieendes Muskelrelaxans<br>Wirkdauer ca. 20-40 min<br>*Antidot: Sugammadex* |
| Succinylcholin (Lysthenon 2 %)<br>20mg/ml | | Depolarisierendes Muskelrelaxans<br>Wirkdauer 5-10 min |
| Sufentanyl<br>50 µg/10 ml | Narkoseeinleitung:<br>Analgesie: | Opiat / Analgetikum<br>Achtung: Ateminsuffizienz<br>*Antidot: Naloxon* |
| Thiopental (Trapanal)<br>500 mg Pulver in Durchstechampulle | | Kurz wirksames Barbiturat<br>Verwendung als Hypnotikum<br>Stark antikovulsiv<br>Cave: hypovolämischer Schock, Tachykardie |

| Wirkstoff (Handelsname) | Übliche Dosierung (Hausinterner Standard) | Medikamentenhinweis |
|---|---|---|
| Theodrenalin + Cafedrin (Akrinor)<br>10 mg/200 mg/2 ml | | Wirkstoffkombination<br>Antihypnotikum<br>Schneller Eintritt, kurze Dauer |
| Tranexamsäure<br>500 mg/5 ml | | Hochpotentes Antifibrinolytikum<br>Behandlung bei akuten Blutungen |
| Urapidil (Ebrantil)<br>50 mg/10 ml | | Alpha1-Adrenozeptor-Antagonist<br>Antihypertensivum durch vasodilatative Wirkung bei gleichzeitiger Verhinderung einer Reflextachykardie |
| **Hier ist Platz für weitere Notfallmedikamente aus eurem Handlungsbereich!** | | |
| | | |
| | | |
| | | |
| | | |

## Mögliche Perfusoransätze für die Notaufnahme (beim Erwachsenen)

Die Aufziehansätze stellen keine Handlungsempfehlung dar!

| | Wirkstoff | Mögliche Vorbereitung | Konzentration | Darstellung | Typische Laufrate (Hausintern) |
|---|---|---|---|---|---|
| A | Aciclovir | 500 mg Ampulle plus 100 ml NaCL | 1 ml = 5 mg | mg/kg/h | |
| | Amiodaron | 8 Ampullen Amiodaron (3 ml à 150 mg) und 24 ml G5 % | 1 ml = 25 mg | mg/h | |
| C | Clonidin | 2 Ampullen Paracefan (5 ml à 0,75 mg) + 40 ml NaCl 0,9 % | 1 ml = 30 µg | µg/h | |
| D | Dobutamin | 250mg/ml Ampulle pur | 1 ml = 5 mg | µg/kg/min | |
| E | Epinephrin | 5 Ampullen Suprarenin à 1 mg/ml + 45 ml NaCl | 1 ml = 100 µg | µg/kg/min | |
| | Esketamin | 5 Ampullen Ketanest-S à 250 mg/ 10 ml pur | 1 ml = 25 mg | µg/kg/h | |

| | Wirkstoff | Mögliche Vorbereitung | Konzentration | Darstellung | Typische Laufrate (Hausintern) |
|---|---|---|---|---|---|
| F | Furosemid | 1 Ampulle Furosemid 250 mg/25 ml + 25 ml NaCl 0,9 % | 1 ml = 5 mg | mg/h | |
| H | Heparin | 1 Ampulle à 2 ml Heparin à 5000 IE/ml + 48 ml NaCl 0,9 % | 1 ml = 200 IE | IE/h | |
| I | Insulin | 50 IE Humaninsulin normal 100IE/ml + 49 ml NaCl 0,9 % | 1 ml = 1 IE | IE/h | |
| K | Kaliumchlorid | 50 ml KCL pur | 1 ml = 1 mmol | mmol/h | |
| M | Magnesiumsulfat | 5 Ampullen Magnesiumsulfat 50 % pur | 1 ml = 500 mg = 0,5 g | g/h | |
| | Morphin | 5 Ampullen Morphium à 10 mg/1 ml + 45 ml G5 % | 1 ml = 1 mg | mg/h | |
| N | Norepinephrin 20 | 1 ml Arterenol à 1 mg/ml<br>49 ml NaCl 0,9 % | 1 ml = 20 µg | µg/kg/min | |

| | Wirkstoff | Mögliche Vorbereitung | Konzentration | Darstellung | Typische Laufrate (Hausintern) |
|---|---|---|---|---|---|
| | Norepinephrin 100 | 5 ml Arterenol à 1 mg/ml + 45 ml NaCl 0,9 % | 1 ml = 100 µg | µg/kg/min | |
| **P** | Propofol 1 % | 1 Ampulle Propofol 1 % = 0,5 g/50 ml pur | 1 ml = 10 mg | mg/kg/h | |
| | Propofol 2 % | 1 Ampulle Propofol 2 % = 1 g/50 ml pur | 1 ml = 20 mg | mg/kg/h | |
| **S** | Sufentanyl | 2 Amp. Sufenta à 0,25 mg/5 ml + 40 ml NaCl 0,9 % | 1 ml = 10 µg | µg/kg/h | |
| **T** | Thiopental | 1 Ampulle Trapanal à 1 g Trockensubstanz + 50 ml Aqua | 1 ml = 20 mg | mg/kg/h | |
| **U** | Urapidil | 2 Ampullen Urapidil à 50 mg mit 30 ml G10 % | 1 ml = 2 mg | mg/h | |
| **V** | Valproinsäure | 4 Ampullen Orfiril 300 mg/3 ml + 12 ml NaCl 0,9 % | 1 ml = 50 mg | mg/h | |

| | Wirkstoff | Mögliche Vorbereitung | Konzentration | Darstellung | Typische Laufrate (Hausintern) |
|---|---|---|---|---|---|
| | Vasopressin | 1 Ampulle Vasopressin 40 IE/1 ml + 39 ml NaCL 0,9 % | 1 ml = 1 IE | IE/h | |
| **Hier ist Platz für weitere Perfusoransätze aus eurem Handlungsbereich!** | | | | | |
| | | | | | |
| | | | | | |
| | | | | | |
| | | | | | |

## Opioidrotation (24h-Dosierung in mg)

| Opioid | Umrechnungsfaktor | 10 mg Morphin i.v. | 20 mg Morphin i.v. |
|---|---|---|---|
| Fentanyl transdermal | 0,0013 | 12,5 µg/h | 25 µg/h |
| Hydromorphon oral | 0,4 | 4 mg | 8 mg |
| Morphin oral | 3 | 30 mg | 60 mg |
| Oxycodon oral | 2 | 15 mg | 30 mg |
| Tapentadol oral | 7,5 | 75 mg | 150 mg |
| Tilidin oral | 30 | 300 mg | 600 mg |
| Tramadol oral | 30 | 300 mg | 600 mg |
| Morphin i.v. | 1 | 10 mg | 20 mg |
| Piritramid i.v. | 1,5 | 15 mg | 30 mg |
| Hydromorphon i.v. | 0,2 | 2 mg | 4 mg |
| Sufentanyl i.v. | 0,0008 | 7,5 µg/h | 15 µg/h |

https://register.awmf.org/assets/guidelines/145_Schmerzgesellschaft/145-003pw10_S3_LONTS_2020-04.pdf

## Eigene Notizen

# Übergabeschema

Kommunikation ist elementar, insbesondere in der Versorgung (potenziell) kritisch kranker Patienten

Prioritätenorientierte Übergabe einer Notfallsituation nach A/B/C/D/E sollte in eine strukturierte Übergabe z.B. nach SBAR eingebaut werden
SBAR wurde ursprünglich für die Luft- und Raumfahrtindustrie konzipiert. Es kann auf ein ISBAR erweitert werden und in der klinischen Routine als Leitfaden, insbesondere in Stresssituationen, dienen.

**Identifikation**
Vorstellung der übergebenden Person und der Patientendaten

**Situation**
Notfallsituation
Leitsymptom
Arbeitsdiagnose

**Background**
Allergien, Risikofaktoren, Vorerkrankungen, häusliche Versorgung u.Ä.

**Assessment**
Verdachtsdiagnose
A/B/C/D/E – Übergabe der Vitalfunktionen
relevante Befunde
bereits erfolgte Therapie

**Recommendation**
Handlungsempfehlungen
geplantes Vorhaben
Nachfragen

Empfehlung der Deutschen Gesellschaft für Anästhesiologie und Intensivmedizin: Strukturierte Patientenübergabe in der perioperativen Phase – das SBAR Konzept

## Übersicht hilfreicher Scores

$ABCD_2$-Score
- Prognostisches Scoring-System zur Abschätzung des Schlaganfallrisikos nach TIA

ABSI-Score
- Wahrscheinliche Überlebensrate von Verbrennungsopern berechnen

APGAR
- Beurteilung der postnatalen Adaption des Neugeborenen an das Leben außerhalb der Gebärmutter

ASA-Score
- Einstufung der präoperativen physischen Beschaffenheit von Patienten

$CHA_2DS_2$-VASc-Score
- Risikoabschätzung eines Schlaganfalles bei Vorhofflimmern zu erleiden

Canadian C-Spine Rule
- Zur Überprüfung der Indikationsstellung für eine Bildgebung bei stumpfem HWS-Trauma

HAS-BLED-Score
- Blutungsrisiko von antikoagulierten Patienten abschätzen

Mottling-Score
- Überlebensprognose septischer Patienten abschätzen durch das Ausmaß der Hautmarmorierung in Relation zum Knie

NACA-Score
- Möglichkeit, Patienten anhand ihrer Schwere der Erkrankung/Verletzung zu kategorisieren

NIHSS
- Scoresystem zur Beurteilung eines akuten Schlaganfalles. Zur Früherkennung und Verlaufsbeobachtung

SIRS und qSofa (siehe Buchstabe E)
- Risikoabschätzung zum Vorliegen einer Sepsis

Wells-Score
- 1. Score: Assesment zur Abschätzung der Wahrscheinlichkeit, das eine LAE vorliegt
- 2. Score: Abschätzen der Wahrscheinlichkeit einer TVT

## Hausinterne Hygienestandards

## Eigene Notizen

## Ersteinschätzung

Triagesystem / Ersteinschätzungssystem: System des Risikomanagements, das den Patientenfluß in einer Notaufnahme steuern soll, wenn die klinische Anforderungen die vorhandenen Kapazitäten übersteigen.

**Beispiel Manchester Triage System:**

- Ermittlung des Beschwerdebildes und des zentralen Hauptproblems / -symptoms
- Durch Abfrageparameter und einen Entscheidungsbaum wird die Dauer bis zum spätestens ärztlichen Erstkontakt ermittelt
- Zuordnung symptomorientiert anhand von 52 Hauptbeschwerden
- Festlegung der Behandlungsdringlichkeit anhand definierter Vorgaben

| Behandlungsgruppe | Bezeichnung | Farbe | max. Wartezeit |
|---|---|---|---|
| 1 ! | SOFORT | rot | 0 Minuten |
| 2 | SEHR DRINGEND | orange | 10 Minuten |
| 3 | DRINGEND | gelb | 30 Minuten |
| 4 | NORMAL | grün | 90 Minuten |
| 5 | NICHT DRINGEND | blau | 120 Minuten |

**NICHT GLEICHZUSETZEN MIT...**

Präklinische Einteilung der Patienten anhand von Sichtungskategorien nach IVENA

## Eigene Notizen (MTS)

Deutscher Bundestag Wissenschaftliche Dienste: Ausarbeitung zur Ersteinschätzung in Notaufnahmen von Krankenhäusern – Triagesysteme zur Feststellung der Behandlungsdringlichkeit, 2023. WD 9 – 3000 – 068/23

https://www.ms.niedersachsen.de/startseite/soziales_inklusion/soziales/forderprogramme/ivena-flachendeckend-in-ganz-niedersachsen-zum-einsatz-bringen-212800.html

IVENA eHealth = **I**nterdisziplinärer **Ve**rsorgungs**na**chweis
Echtzeitinformation über die aktuelle Behandlungs- und Versorgungsmöglichkeiten der Krankenhäuser

bietet eine umfassende und detaillierte Ressourcenübersicht

Informationstool für medizinisches Personal, insbesondere Präklinik und Klinik

## Einteilung der Sichtungskategorien nach IVENA

***SK 1 → ROT***

Behandlungspriorität 1. Der Rettungsdienst erwartet eine sofortige Intervention durch das Krankenhaus. Sofortiger Arztkontakt ist erforderlich.
(z.B. lebensbedrohliche Verletzungen oder Erkrankungen aber auch, wenn Patienten eine sofortige Analgesie benötigen)

***SK 2 → GELB***

Der Rettungsdienst erwartet eine stationäre Aufnahme aufgrund der Ersteinschätzung vor Ort.

***SK 3 → GRÜN***

Der Rettungsdienst erwartet eine ambulante Behandlung oder eine Ausschlussdiagnostik

## Telefonnummern

**Notfall:** **Reanimation:**

| | |
|---|---|
| **Abteilungsintern** | |
| Pflegefachkraft | |
| 1. | |
| 2. | |
| 3. | |
| Physician Assistant | |
| 1. | |
| 2. | |
| 3. | |
| 4. | |
| Arzt/Ärztin | |
| 1. | |
| 2. | |
| 3. | |
| 4. | |
| Leitung | |
| Servicekraft/Stationshilfe | |
| | |
| **Bildgebung** | |
| CT | |
| MRT | |
| Sonographie | |
| Röntgen | |
| EEG | |
| | |
| Faxnummer | |

| **Auswärtige Nummern** | |
|---|---|
| Leitstelle | |
| Polizei | |
| Ordnungsamt | |
| Apotheke | |
| Giftnotrufzentrale | |
| | |
| | |
| | |
| **Hausintern** | |
| Intensivstation | |
| OP | |
| OP ambulant | |
| Stroke unit | |
| Kreissaal | |
| Transportdienst | |
| Medizintechnik | |
| EDV/IT | |
| Labor | |
| Hausmeister | |
| Hygiene | |
| Betriebsarzt | |
| Oberarzt/-ärztin | |
| Chefarzt/-ärztin | |
| | |
| | |

| **Dienstnummern** | |
|---|---|
| Anästhesie | |
| Augenheilkunde | |
| Allgemeinchirurgie | |
| Gynäkologie | |
| Geburtshilfe | |
| Hals-Nasen-Ohren-Heilkunde | |
| Handchirurgie | |
| Innere Medizin | |
| Kreissaal | |
| Mund-Kiefer-Gesichts-Chirurgie | |
| Neurochirurgie | |
| Neurologie | |
| Notaufnahme | |
| Onkologie | |
| Physician Assistant | |
| Pädiatrie | |
| Plastische Chirurgie | |
| Psychiatrie | |
| Radiologie | |
| Strahlentherapie | |
| Unfallchirurgie | |
| Urologie | |
| Verbrennungschirurgie | |
| | |
| | |